新编21世纪职业教育精品教材
婴幼儿照护类专业系列教材

婴幼儿
保育与教育

主　编／杨子萍
副主编／李宛霓　王卫霞
参　编／蒲云阳　王兴君　袁　媛

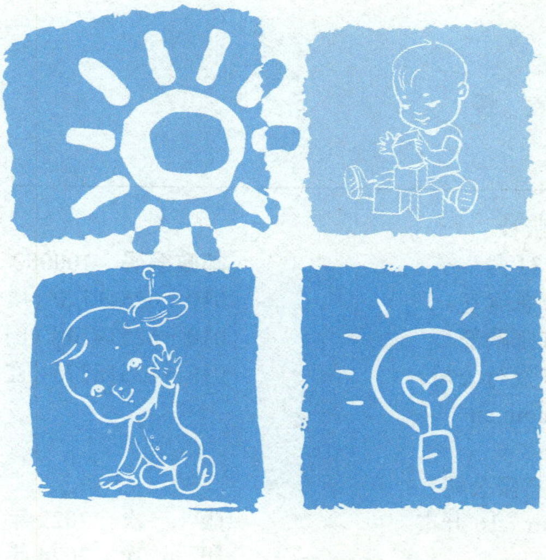

中国人民大学出版社
·北京·

图书在版编目（CIP）数据

婴幼儿保育与教育 / 杨子萍主编. -- 北京 : 中国人民大学出版社，2022.10
新编 21 世纪职业教育精品教材
ISBN 978-7-300-30681-0

Ⅰ. ①婴… Ⅱ. ①杨… Ⅲ. ①婴幼儿－哺育－职业教育－教材 ②婴幼儿－早期教育－职业教育－教材 Ⅳ. ① R174 ② G61

中国版本图书馆 CIP 数据核字（2022）第 092825 号

新编 21 世纪职业教育精品教材
婴幼儿照护类专业系列教材
婴幼儿保育与教育
主　编　杨子萍
副主编　李宛霓　王卫霞
参　编　蒲云阳　王兴君　袁　媛
Yingyou'er Baoyu yu Jiaoyu

出版发行	中国人民大学出版社		
社　　址	北京中关村大街 31 号	邮政编码	100080
电　　话	010－62511242（总编室）		010－62511770（质管部）
	010－82501766（邮购部）		010－62514148（门市部）
	010－62515195（发行公司）		010－62515275（盗版举报）
网　　址	http://www.crup.com.cn		
经　　销	新华书店		
印　　刷	天津中印联印务有限公司		
规　　格	185 mm×260 mm　16 开本	版　　次	2022 年 10 月第 1 版
印　　张	12.5	印　　次	2024 年 1 月第 2 次印刷
字　　数	230 000	定　　价	38.00 元

前 言

二十大报告指出："我们深入贯彻以人民为中心的发展思想，在幼有所育、学有所教、劳有所得、病有所医、老有所养、住有所居、弱有所扶上持续用力，人民生活全方位改善。"近年来，经济社会的发展，对婴幼儿托育服务行业的发展提出了要求，这种变革对职业院校教学改革以及教材建设也产生了一定的影响，最主要的就是根据婴幼儿托育服务与管理这个新的专业名称对教材进行体系、架构、形式等方面的创新，以适应目前职业院校对本专业课程的教学需要。

本教材根据《国务院办公厅关于促进3岁以下婴幼儿照护服务发展的指导意见》(国办发〔2019〕15号）的要求，以《托育机构保育指导大纲（试行)》《托儿所幼儿园卫生保健工作规范》《托育机构设置标准（试行)》《托育机构管理规范（试行)》和专业人才培养方案为指引，以职业院校学生学情为依据，以教学需求为立足点，对婴幼儿的保育与教育进行了详细介绍。教材主要内容包括：婴幼儿保育与教育的认知、0～6个月婴儿的保育与教育、7～12个月婴儿的保育与教育、13～24个月幼儿的保育与教育、25～36个月幼儿的保育与教育、0～3岁婴幼儿保育与教育的组织与实施、0～3岁婴幼儿家长的亲职教育。

通过本教材的学习，学生不仅可以习得婴幼儿保教工作中的理论知识，而且能够收获实实在在的婴幼儿保教的实践能力。本教材适合作为婴幼儿托育服务与管理专业的核心课程教材，也可以作为学前教育专业和早期教育专业的专业课程参考用书。

本教材编写体现校企合作的特色，突出职业适应性和可操作性，行业专家参与课程建设、教材编写，提高教材内容与工作实际的契合度。编写人员及分工如下：贵州财经职业学院杨子萍任主编，负责全书架构策划，并编写第一章、第四章；昆明幼儿师范高等专科学校李宛霓与清镇市机关幼儿园王卫霞任副主编，分别编写第三章、第六章；贵州文化旅游职业学院袁媛编写第二章；贵州文化旅游职业学院王兴君编写第五章；贵州财经职业学院蒲云阳编写第七章。全部书稿汇总后，由杨子萍负责修改和统稿工作。

书中引用了专家学者同行的研究成果和一线教师的案例等资料，除了所列文献以外，未能详尽之处敬请原谅，在此一并向这些文献的作者表示衷心的感谢。

由于学术水平和能力有限，书中的错误和缺漏在所难免，恳请各位同行和广大读者批评指正，多提宝贵意见。

编　者

目 录

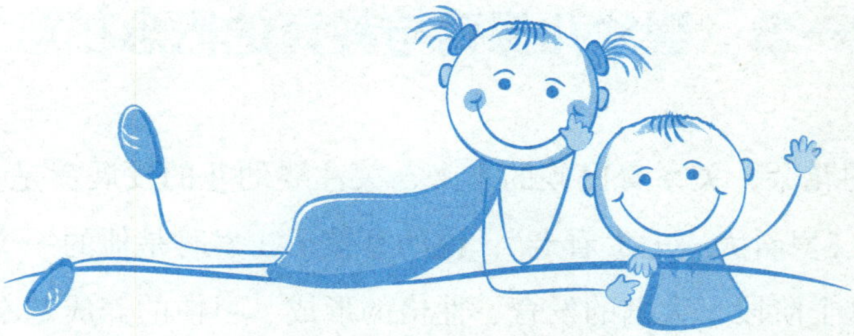

第一章　婴幼儿保育与教育的认知

学习目标

知识目标

1. 掌握婴幼儿保育与教育的概念与意义
2. 了解婴幼儿保育与教育的发展历史与发展趋势

能力目标

能够运用婴幼儿保育与教育的发展历史分析其发展趋势

情感目标

1. 了解婴幼儿保育与教育的重要性
2. 通过了解婴幼儿保育与教育的发展历史，进一步重视婴幼儿的保育与教育

教学导入

一个新的生命来到人间，从小到大，由弱到强，从无知到有知，从个体人变成社会人的过程，都是教养的结果。但是，怎么养，怎么教，其间大有学问。高尔基说得好：“爱孩子，这是母鸡也会的事。”可是要善于教育他们，这就是国家的一桩大事了，它需要教育者有广泛的才能和生活知识。作为成人，特别是托育行业人员、年轻的父母，一定要掌握好科学育儿的知识和道理，坚持以“保育”为主，“保教融合”，提高 0 ～ 3 岁婴幼儿保育与教育质量迫在眉睫。

问题：你是如何看待婴幼儿的保育与教育的？什么是婴幼儿保育与教育？

第一节　婴幼儿保育与教育的概念和意义

孩子是祖国的花朵，关系着民族的未来，关注婴幼儿的发展就是关注社会的发展。中国有句古语：“三岁看大，七岁看老”，说的是孩子3岁时是他的一个关键发展点。婴幼儿在0～3岁这个阶段，大脑的发育、性格的形成、习惯的养成基本确立，同时在语言、认知、情绪情感以及社会性等方面的发展也奠定了其一生的基础。因此婴幼儿的保育与教育逐渐受到重视。

一、婴幼儿保育与教育的相关概念

（一）婴幼儿“早期教养”概念的内涵

“早期教养”是“早期教育与养育”的简称，在国际上还有一些相似的表述，如“早期保育与教育”“早期教育与关心”“早期关心与发展”等。使用这一概念，目的是体现婴幼儿保育和教育的工作特征“以养为主，教养融合”。

1.“早期教养”概念中的早期

联合国儿童基金会从“儿童早期发展”的视角提出早期教养的对象一般是指0～8岁儿童；《辞海》中，则明确早期教养对象为小学以前阶段的婴幼儿；而传统意义上，0～3岁的婴幼儿被当作早期教养的默认对象。

2.“早期教养”概念中的教养

“教养”从词源上来看，在《汉语大辞典》中提到“教养”便是“教育培养”，重在幼儿教育活动的实施；在国外，“教养”（parenting）是指促进幼儿发展的养育过程（the process of caring）。因此“教养”这个概念是由“教育”和“养育”这两个要素构成的，教育主要是指促进婴幼儿认知能力、语言能力、思维能力等的发展，养育则主要是指成人给予婴幼儿的生活照料、科学喂养、预防疾病与意外伤害等。

资料链接

生活即教育

陶行知（1891—1946），安徽歙县人，毕业于金陵大学（1952年并入南京大学）文学系。陶行知先生是伟大的教育家、思想家，是我国著名的教育学府南京晓庄学校的创始人，他创造性地提出了“生活即教育”“社会即学校”“教学做合一”三大教育理念，这些教育理念成为陶行知教育思想的理论核心。

1. 生活即教育。陶行知先生指出：生活教育是生活所原有、生活所自营、生活所必需的教育。教育的根本意义是生活之变化。生活无时不变，即生活无时不含有教育的意义。“过什么生活便是受什么教育”“进棺材才算毕业”。以上观点全面诠释了陶行知先生对于生活教育的深刻认识，彰显了生活教育理念的可贵之处。“生活即教育”是陶行知生活教育理论的核心。它深刻揭示了教育和生活的统一性和一致性。教育包含于生活之中，是生活的有机组成部分。只有教育与生活有机结合才能有效发挥教育的积极作用。陶行知先生坚决反对死教育、死学校、死书本，他坚持以“生活做中心”的教育才是好教育、有效的教育，并且这种教育指终身教育，与实际生活紧密结合的终身教育。

2. 社会即学校。“社会即学校”是生活教育理论的另一理论内核，它诠释了教育与社会、学校的关系。陶行知先生强调指出：以社会为学校，学校和社会打成一片。社会含有学校的意味，学校含有社会的意味。社会即学校理论凸显了社会与教育的关系，社会是大众唯一的学校，体现了陶行知先生一直坚持的人民要在生活场所中接受教育，让整个社会都成为人民大众的社会学校的先进理念。曲铁华教授认为“社会即学校”旨在把学校从鸟笼里解放出来。学校只是社会生活的一部分。学校必须通过社会生活实践才能提供有效的教育。因此，陶行知强调说：社会即学校，教育的材料、方法、工具、环境都可以大大增加。这进一步扩展了学校的范围、对象和学习的内容，让人民大众都有受教育的机会；这种理念不是主要取消现有学校，其本质在于反对脱离社会生活的“死学校”“死教育”。

3. 教学做合一。所谓“教学做合一”就是要求“教”“学”“做”三者有机融合，辩证统一。具体而言，要求同具体鲜活的生活活动结合起来；要求教师进一步认识学生，把握教学规律，注重采用教学之外的生活作为教学内容，融教学于生活之中。“教学做合一”的教学理念不仅在当时的历史条件下发挥了积极作用，即使在基础教育改革的今天，其理论仍然具有积极性和深远的生命力，对于进一步指导我国教育改革与实际具有深刻的现实意义。“教学做合一”是生活教育理论的教学论和科学方法论。

资料来源：王雪娜. 试论陶行知生活教育理论及其现实意义 [J]. 教育教学论坛，2013（38）.

（二）婴幼儿保育与教育的内涵

1. 婴幼儿保育

婴幼儿保育是婴幼儿发展过程的基本工作，是指为 0 ～ 3 岁婴幼儿的生长发育、健康发展提供的照顾和养育，主要包括婴幼儿的营养与喂养、婴幼儿生活照料以及婴幼儿保健与护理等。

2. 婴幼儿教育

婴幼儿教育主要是指针对 0 ～ 3 岁婴幼儿的身体和心理的发展特点进行的全面教育，能够促进婴幼儿身体和心理的全面、和谐的发展，主要包括身体发展、认知发展、情感发展与社会性发展。

（1）身体发展。

身体发展是指婴幼儿机体的正常生长和发育，包括形态的增长和功能的成熟。主要包括婴幼儿身体正常生长发育、运动能力的发展。婴幼儿的身体发展需要健康、适宜的生活环境，精心护理的日常生活，科学的喂养与饮食搭配，良好的卫生保健与预防疾病等安全工作。图 1－1 为婴幼儿运动能力表现。

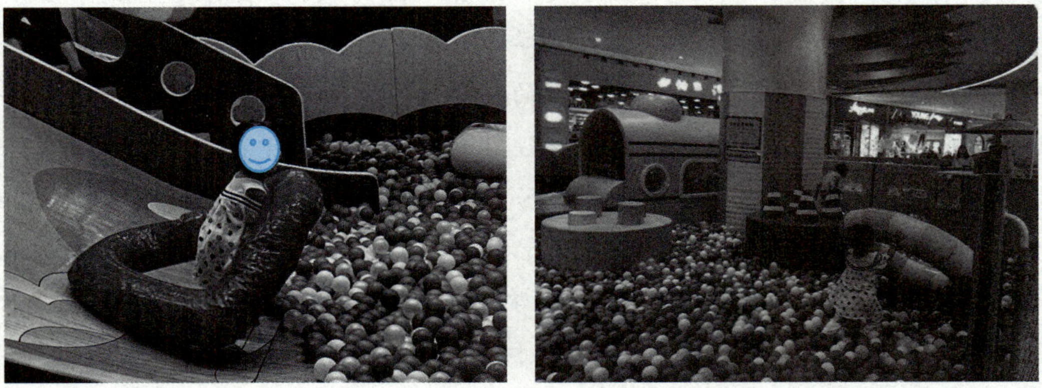

图 1－1　婴幼儿运动能力表现

（2）认知发展。

认知是指通过思维、经验和感知获得知识和理解的心理活动或过程。作为心理学的一个重要术语，认知包括感知、记忆、想象、思维和语言等内容。

认知发展主要是婴幼儿通过感官活动，看一看、听一听、闻一闻、尝一尝、摸一摸等，去了解生活中的事物与人们，记住身边的这些事与人，促进其感知觉、记忆的发展，形成初步的思维能力，帮助语言得到发展。

（3）情感发展。

情感是人对客观事物的一种特殊的反应形式，是心理生活的一个重要部分，它如阳光、雨露，对人的智慧、品德养成和健全人格的养成有着非常重要的作用。婴幼儿情感发展需要教养人重视婴幼儿情感的培养、为其提供良好的生活环境、采取积极的教养态度、帮助婴幼儿形成积极的情感和引导婴幼儿学会调节情绪等。

小案例

妈妈和儿子一起去超市购物，当儿子被妈妈允许去挑选自己最喜欢吃的糖果时，儿子手舞足蹈地跑到糖果区选了一颗小猪佩奇造型的大糖果，妈妈结账走出超市。儿子不小心将糖果掉落在地，急得一边跺脚一边大哭。妈妈将糖果捡起来批评儿子说："你这孩子，不拿好自己的东西，就知道哭。"孩子受了委屈，还在抽泣，妈妈又微笑着说："得了，这次妈妈再帮你买一颗，好不好？下次要注意保管好自己的东西。"儿子立刻含着眼泪笑起来了。幼儿从笑到哭再到笑，两种情绪之间切换速度很快。

（4）社会性发展。

社会性发展是个专门的术语，主要内涵即在个体毕生发展过程中，个体在与他人关系中表现出来的观念、情感、态度和行为等随着年龄而发生的变化。主要包含自我意识和自我认知、人际交往、同伴接纳、自我接纳和自我控制等维度。婴幼儿社会性行为发展研究更多地集中于婴幼儿依恋行为、情绪的社会化以及气质与个性方面。

二、婴幼儿保育与教育的意义

2011 年国务院颁布的《中国儿童发展纲要（2011—2020 年）》中首次明确提出"积极开展 0 ～ 3 岁儿童科学育儿指导"。2013 年，教育部启动了关于 0 ～ 3 岁婴幼儿早期教育的试点工作。2019 年国务院下发的《国务院办公厅关于促进 3 岁以下婴幼儿照护服务发展的指导意见》中指出"建立完善促进婴幼儿照护服务发展的政策法规体系、标准规范体系和服务供给体系，充分调动社会力量的积极性，多种形式开展婴幼儿照护服务"。婴幼儿保育与教育的基础性日益凸显，政府、社会各界人士、家庭的关注程度越来越高。

（一）科学的保育与教育有利于促进婴幼儿大脑发育

现代脑科学研究表明：人生最初的 33 个月是大脑迅速成长的时期，出生时孩子脑重量是成人的 25%，到 3 岁时已达到成人脑重量的 75% 左右，与此同时，大脑中的神经细胞不断繁殖，使细胞突触的数量和长度增加，细胞体积增大，神经纤维开始以不同的方向越来越多地深入到大脑皮层，神经纤维的髓鞘化逐渐完成，使婴幼儿感知觉更加灵敏，反应更加准确、快捷，智力水平不断提高。如果此阶段不给予丰富的环境刺激，脑的功能、结构就会受到影响。所以这一阶段是开发各种潜能的最为关键的时间，在这一阶段要用科学的保育与教育激活他们的大脑发育，为以后的发展奠定基础。

(二) 科学的保育与教育有利于抓住婴幼儿发展关键期

关键期，指个体发展过程中环境影响能起最大作用的时期。关键期中，在适宜的环境影响下，行为习得特别容易，发展特别迅速。但这时如缺乏适宜的环境影响，也可引起病态反应，甚至阻碍日后的正常发展。在关键期内，机体对环境影响极为敏感，对微小刺激即能发生反应。科学的婴幼儿保育与教育有利于抓住婴幼儿的关键期，对婴幼儿成长起到事半功倍的效果。

(三) 科学的保育与教育有利于促进婴幼儿智力发展

美国著名学者布鲁姆，通过对近千名儿童长达 20 年的跟踪研究发现：若以 17 岁时的智力为基准，8 岁时进行开发，只能开发 20%，4 岁时开发能达到 50%，而更大的潜能开发在 3 岁前。所以说每一个年龄阶段，智力发展的速度是不一致的，应充分利用周围事物，对婴幼儿进行适合的、反复的、全方位的刺激，使其大脑中神经细胞联络更加活跃。0 ～ 3 岁是婴幼儿大脑发育和变化最为迅速的时期，如果在此期间能及时地得到刺激与激发，将有利于婴幼儿智力的发展。

(四) 科学的保育与教育有利于婴幼儿良好性格的养成

性格是指人对客观现实所持的稳固的态度及与之相适应的习惯化的行为方式。性格是人格的核心部分。心理动力学理论的创始人弗洛伊德在其精神决定论（Psychic Determinism）中就认为所有心理和行为反应（症状）都是由早期经验决定的。在心理学家关于先天与教养的深入研究中，也得出了“几乎所有的复杂行为都由个体的生物遗传和个人经验共同创造”的结论，由此，经验决定了人实现自我潜能的方式，特别是儿童早期的生活经验。

名人名言

少成若天性，习惯如自然。

——孔子

第二节　国内外婴幼儿保育与教育的发展

从 20 世纪 60 年代至今，婴幼儿保育与教育在世界各国发展很快，也受到越来越多的重视。20 世纪 80 年代，欧美、英国、日本、东南亚等地基本成立了专门面对家庭服务的机构，20 世纪 90 年代理论与服务体系基本完善。随着世界范围内的婴幼儿保育与教育的研究被介绍到国内，我国的研究也开始兴起。

一、国外婴幼儿保育与教育的发展

当前，0 ～ 3 岁婴幼儿保育与教育的重要性在国际上开始得到广泛的认可。2001 年 9 月召开的联合国大会儿童特别会议围绕儿童早期教育问题进行了讨论，会议形成了三点共识：一是强调每个儿童都应该有一个尽可能好的人生开端；二是每个儿童都应该接受良好的基础教育；三是每个儿童都应该有机会挖掘自身潜能，成为一名有益于社会的人。联合国儿童基金会执行主任卡罗尔·贝拉米认为任何负责任的政府和个人都应把早期儿童放在最优先考虑的位置。

（一）国外婴幼儿保育与教育的发展历史

婴幼儿早期教育在全世界都受到政府和社会各界的高度重视，它是人类文明和社会进步的重要内容。1965 年，美国“启智项目”开展，该项目为孕前、孕中和孕后的妇女提供保健服务，同时给婴幼儿营养和早期教育提供信息。从 1972 年开始，新西兰对婴幼儿的成长进行跟踪，1993 年激活了 3 岁前婴幼儿发展与教育的国家计划——“普鲁凯特计划”，该计划是以前首相名字命名的。英国则通过“良好开端”计划，它是一种自愿性的组织，同时它还鼓励家长间的相互支持，将该项工作深入到散居婴幼儿中。1998 年，瑞典正式颁布了全国统一的课程框架，即《幼儿园课程》，规定了 1 ～ 5 岁儿童早期保育与教育的总体目标。

从以上国家的婴幼儿保育与教育的发展可以看到，很多国家已经积累了较为丰富的 0 ～ 3 岁婴幼儿保育与教育经验，形成了比较完善的体系。接下来主要介绍两种比较有代表性的体系。

1. 美国的“早期开端计划”

从 1965 年开始实施到 20 世纪末，经过 35 年的曲折发展，“早期开端计划”（Early Head Start）已经成为美国历史上规模最大、持续时间最长，也最为成功的贫困儿童早期教育和服务项目。该计划不仅促进了美国贫困儿童早期教育的发展，而且推动了美国学前教育的整体进步和提高，成为美国高质量的学前教育服务项目的典范，在美国学前教育史上占有重要地位。

1994 年，早期开端计划纳入开端计划体系后，将低收入家庭 0 ～ 3 岁的婴幼儿以及怀孕妇女纳入服务范围，为两代人提供综合性服务。早期开端计划一方面通过对孕妇进行产前护理，提高胎儿出生健康水平，另一方面鼓励家长经济独立、参与教育和职业培训，为儿童提供良好的家庭环境。早期开端计划主要有中心式、家庭式、混合式三种服务模式。中心式是在开端计划中心为服务对象提供服务，同时教辅人员对每个家庭进行每年不少于两次的家访。家庭式是以家庭为服务场所，教辅人员为每个家庭提供每周一次家访、每月两次参与社交活动的机会。混合式指的是开端计划中心可以同时提供家庭式和中心式两种服务模式，或者为一个家庭同时提供中心式、家庭式这两种服务模式。

2. 英国的“早期基础阶段规划”

英国对婴幼儿托育服务的重视开始于20世纪90年代，也是从这个时间开始，英国政府对托育服务的介入和干预随着国际竞争的日益激烈而逐渐明晰。政府颁布的一系列文件法规都将提高托育质量、扩充师资、增强父母参与等作为政策关注的重点内容。

其中2005年的《早期基础阶段规划》，提出要加强对托育机构的监督和指导，确保儿童接受高质量的托育服务。2008年英国颁布《早期基础阶段法定框架》，正式确立了英国0～5岁保教一体化的教育模式。它详细规定了0～5岁儿童的学习、生活和发展标准，使早期保育与教育有了统一的标准。在第一部分中，详细介绍了儿童在0～5岁的学习和发展要求，共七个领域，其中前三个领域为主要领域，它们为后四个领域的发展奠定了基础，每一个领域又细分为几个子领域（见表1－1）。

表1－1　0～5岁儿童的主要发展领域与主要目标

领域类型	领域	主要目标
主要领域	沟通和语言	倾听与关注；理解；表达
	身体发育	运动与操作；健康与自我护理
	个性、社会性和情感发展	自信与自我意识；情绪与行为控制；处理人际关系
特定领域	读写	阅读；书写
	数学	数字；形状、空间与测量
	理解世界	人与群体；世界；技术
	表现艺术和设计	探索与使用媒体和材料；富有想象力

（二）国外婴幼儿保育与教育的发展趋势

完备的法律法规体系和政策制度建设是各国早期教育进一步完善发展的重要促进因素，法律法规所具有的强制性与稳定性保证了各国早期教育政策的连贯性与有效性，有利于政策的良好实施。持续而充足的教育投入是早期教育发展的基础和前提。目前，国外婴幼儿保育与教育的发展呈现以下趋势。

1. 关注婴幼儿成长发展需要

首先关注到婴幼儿成长发展需要，始终坚持以婴幼儿为中心，树立正确的婴幼儿观；同时运用多种形式的早期教育服务方式，从原来的被动适应转变为主动满足婴幼儿的需求，更加有利于对婴幼儿因材施教、因材施“保”；同时注意尊重和保护婴幼儿的权利，以婴幼儿为本；关注到弱势婴幼儿的发展，如美国早期开端计划，给予婴幼儿尤其是弱势婴幼儿前所未有的关注；充分调动托育机构、家庭、社区等各方社会力量，加入婴幼儿的保育与教育工作中，扩大 0 ～ 3 岁早期教育覆盖面。

2. 服务逐步多元化与综合化

婴幼儿保育与教育的服务类型、服务机构和支持方式呈现多元化与综合化的趋势与特征。服务类型，有保育与教育为主的保教机构，还有特殊教育中心，为家长宣传科学育儿理念开办的“亲子中心”；服务机构，有社会福利部门举办的幼儿教育机构（如日托中心、托儿所和社区婴儿室），有教育部门举办的幼儿教育机构（如托儿所、幼儿学校、幼儿班等），或私人举办的幼儿教育机构（日托中心和游戏小组等），等等；支持方式，可在家庭中开展，可短时看护，也可正式看护，父母可以根据自己情况和需要来选择合适的方式，教育方案很灵活，可根据每一位家长和婴幼儿来调整。

3. 托育机构、家庭和社区合作共育

早期教育中托育机构重视和家长合作，联合社区的力量是非常重要的。如美国的早期开端计划中就整合各方资源：首先，与州幼儿班建立合作关系，协调各方力量资助贫困儿童，让儿童享受到优质的教育资源，同时缓解隔离问题；其次，早期开端计划加强与家庭、社区的合作，在家庭合作方面，各州根据本州实际情况制定家庭合作条款，促使家长参与地方早期开端计划项目的制定与实施，增进家长对早期开端计划的认同与支持，在社区合作方面，早期开端计划充分利用社区的人力、文化、地理位置等资源，开发出独具特色的服务项目，从而更好地融入社区文化，切实满足儿童及家庭的实际需求；再次，早期开端计划调动社会各界积极参与项目捐赠，资助项目得以继续实施。

二、国内婴幼儿保育与教育的发展

（一）国内婴幼儿保育与教育的发展历史

本教材主要梳理新中国成立以来的婴幼儿保育与教育的发展。从新中国成立以来，我国婴幼儿保育与教育政策和事业经历了波澜曲折的发展道路，在此期间国家发布了一系列关于3岁以下婴幼儿早期保育与教育服务的政策，具体的政策发布时间、发文单位、主要内容详见表1－2。

表1－2　婴幼儿早期保育与教育的相关政策

时间	发文单位	政策名称	主要内容
1956年2月	教育部、内务部、卫生部	《关于托儿所、幼儿园几个问题的联合通知》	1. 规定托儿所招收3周岁以下的孩子；2. 在城市，工矿、企业、机关、团体、街道、群众皆可举办托儿所，在农村则提倡由农业生产合作社举办，采用多种方式举办，不必过早强调统一；3. 托儿所的质量不应要求过高；4. 托儿所由卫生行政部门领导。
1979年10月	中共中央、国务院	《中共中央、国务院转发〈全国托幼工作会议纪要〉的通知》	1. 认识托幼工作的重要意义；2. 规定托幼工作领导小组的有关部门职责；3. 积极解决托幼工作的经费和保教人员工资、劳动保险、福利待遇问题；4. 确定托幼组织发展方针——“两条腿走路”。
1981年6月	卫生部妇幼卫生局	《三岁前小儿教养大纲》(草案)	1. 托儿所具有教育工作任务，且意义重大；2. 对不同年龄段的小儿的教育原则；3. 托儿所的教养内容规范。
1985年12月	卫生部	《托儿所、幼儿园卫生保健制度》	1. 托儿所卫生保健的规范；2. 由卫生部负责。
1987年9月	城乡建设环境保护部、国家教育委员会	《托儿所、幼儿园建筑设计规范》	1. 托儿所的规模规定；2. 托儿所建筑设计的各项规范。
1994年12月	卫生部、国家教育委员会	《托儿所、幼儿园卫生保健管理办法》	1. 托儿所儿童与保健人员、医师等的配比；2. 规定托儿所卫生保健工作的范围；3. 规定托儿所工作人员的健康要求；4. 卫生保健工作由卫生部负责。
2003年1月	国务院办公厅	《国务院办公厅转发教育部等部门(单位)关于幼儿教育改革与发展指导意见的通知》	1. 幼儿教育改革与发展的目标是为0～6岁儿童和家长提供早期教育与保育服务；2. 进一步完善地方负责、分级管理、相关部门分工的幼儿教育管理体制和机制；3. 教育部是幼儿教育主管部门，卫生部负责卫生保健。
2010年2月	全国妇联、教育部、中央文明办、民政部、卫生部、国家人口计生委、中国关工委	《关于印发〈全国家庭教育指导大纲〉的通知》	1. 发文目的是促进家庭教育总体水平，促进儿童全面健康发展；2. 指导原则是“儿童为本”“家长主体”“多项互动”；3. 各类家庭教育指导内容及要求，包括0～3岁年龄段的家庭教育指导内容；4. 各部门职责分工；5. 家庭教育指导工作经费纳入经费预算，广泛动员社会力量。

续表

时间	发文单位	政策名称	主要内容
2010年9月	教育部、卫生部	《托儿所幼儿园卫生保健管理办法》	1. 托儿所卫生保健制度由卫生行政部门负责，教育行政部门协助；2. 卫生保健制度的内容规定；3. 规定卫生保健工作质量纳入托幼机构的分级定类管理；4. 托儿所工作人员的健康状况、工作培训等规定；5. 对不合规的托幼组织的处罚措施。
2012年5月	卫生部	《托儿所幼儿园卫生保健工作规范》	1. 卫生保健工作中托幼机构的职责；2. 卫生保健工作中妇幼保健机构的职责；3. 卫生保健工作中疾病预防控制机构、卫生监督执法机构等的职责；4. 卫生保健工作内容与要求；5. 新设立托幼机构招生前卫生评价。
2015年6月	中华人民共和国国家质量监督检验检疫总局、中国国家标准化管理委员会	《早期教育服务规范》	1. 规定早期教育服务的内涵及服务提供者、顾客等术语的意思；2. 对于早期教育服务提供者的要求；3. 对服务人员的规定；4. 对服务场所的规定；5. 对服务设施的规定；6. 对学习资料的规定；7. 对服务质量评价的规定。
2016年4月	住房和城乡建设部	《托儿所、幼儿园建筑设计规范》	1. 规定托儿所的规模；2. 托儿所建筑设计的规范。
2019年5月	国务院办公厅	《关于促进3岁以下婴幼儿照护服务发展的指导意见》	1. 明确了促进婴幼儿照护服务发展的基本原则、发展目标、主要任务、保障措施和组织实施；2. 确立四条基本原则：家庭为主、政策引导、安全健康、属地管理；3. 提出三项主要任务：支持发展多样化多层次婴幼儿照护服务、建设配套安全设施；4. 多项保障措施：建立健全信息公示、质量评估、资格准入等制度；5. 明确了发展改革、教育、人力资源社会保障、住房城乡建设、卫生健康等17个部门和单位的职责分工。
2019年10月	国家卫生健康委	《托育机构设置标准（试行）和托育机构管理规范（试行）》	1. 托育机构设置的要求；2. 托育机构的场地设施要求；3. 托育机构的人员规模要求；4. 托育机构的备案管理；5. 托育机构的收托、保育、健康、安全、人员、监督管理。
2019年12月	国家卫生健康委、中央编办、民政部、市场监管总局	《托育机构登记和备案办法（试行）》	1. 办法规定了目的依据、适用范围和基本要求；2. 明确了三类托育机构的注册登记部门；3. 要求托育机构申请登记时，应当在业务范围（或经营范围）中明确托育服务内容；4. 规定了登记部门和备案部门要通过多种方式做好信息推送，加强业务协同；5. 明确了县级卫生健康部门为托育机构备案工作的具体执行部门；6. 规定了托育机构备案程序及所需材料；7. 规定了卫生健康部门在收到托育机构备案材料后的相关事宜；8. 规定托育机构在登记信息变更或注销后，应及时登录托育机构备案信息系统修改有关信息；9. 规定卫生健康、编制、民政、市场监管等部门应当做好有关信息公示，开展咨询服务，接受社会监督。

续表

时间	发文单位	政策名称	主要内容
2020 年 12 月	国务院办公厅	《关于促进养老托育服务健康发展的意见》	1. 健全幼有所育的政策体系；2. 扩大多方参与，多种方式的服务供给；3. 打造创新融合、包容开放的发展环境；4. 完善依法从严、便利高效的监管服务。
2021 年 1 月	国家卫生健康委	《托育机构保育指导大纲（试行）》	1. 总则，规定了目的依据、适用范围，明确了托育机构保育的核心要义，强调托育机构保育应遵循“尊重儿童、安全健康、积极回应、科学规范”的基本原则；2. 目标与要求，从营养与喂养、睡眠、生活与卫生习惯、动作、语言、认知、情感与社会性等 7 个方面，分别对照护 7 ～ 12 个月、13 ～ 24 个月、25 ～ 36 个月三个年龄段的婴幼儿，提出了目标、保育要点和指导建议；3. 组织与实施，从托育机构、托育机构负责人、托育机构保育人员、保育工作、管理制度以及机构家庭社区合作等方面提出了要求。
2021 年 1 月	国家卫生健康委	《托育机构婴幼儿伤害预防指南（试行）》	1. 前七部分分别针对窒息、跌倒伤、烧烫伤、溺水、中毒、异物伤害、道路交通伤害等 3 岁以下婴幼儿常见的伤害类型，为托育机构管理者和工作人员在安全管理、改善环境、加强照护等方面开展伤害预防提供技术指导；2. 第八部分提出注意做好动物伤、锐器伤、钝器伤、冻伤、触电等其他类型伤害的预防控制；3. 第九部分为婴幼儿伤害紧急处置提示。

从以上政策的发文时间以及具体的内容，可将我国 3 岁以下婴幼儿早期保育与教育的历史发展划分为三个阶段进行分析。

1. 构建阶段

1949 年至 1979 年，婴幼儿保育与教育服务体系处于构建阶段。1949 年，新中国成立，为解放劳动力，促进经济社会恢复与发展，将设立托儿所作为一项福利政策，旨在解决 3 岁以下婴幼儿早期保育与教育问题，规定企业采取自办或联办的方式举办托儿所，企业行政负担主要费用，父母需要少量付费。这个时期的托育政策呈碎片化分布在劳动保险条例等政策文本中，《关于托儿所、幼儿园几个问题的联合通知》是少数的专门针对托儿所出台的政策，规定由卫生行政部门主管 3 岁以下婴幼儿早期保育与教育事业，形成了我国早期保育与教育分管的传统。提供早期保育与教育服务的机构具有很强的组织附属性，这主要是由于当时“多、快、好、省”的举办方针决定的，依靠各类组织进行快速扩大与普及。但是由于缺乏早期保育与教育服务经验和人才，“早期教育”发展缓慢，且因为我国经济水平不高，“保育”的质量也较低。

资料链接

随着国家经济建设和文化建设的日益发展，今后将有更多的妇女参加生产劳动和社会工作。为帮助母亲们解决照顾和教育自己的孩子的问题，托儿所和幼儿园必须相应增加。今后应当按照“全面规划、加强领导”和“又快、又多、又好、又省”的方针，同时根据需要和可能的条件，积极发展托儿所和幼儿园。要明确托儿所、幼儿园的领导关系，首先要划清托儿所和幼儿园的界限。托儿所和幼儿园应依儿童的年龄来划分，即收三周岁以下的儿童者为托儿所，收三至六周岁的儿童者为幼儿园。

资料来源：教育部、卫生部、内务部《关于托儿所幼儿园几个问题的联合通知》，1956-02-23.

2. 解构与规范阶段

1979 年至 21 世纪初，婴幼儿保育与教育服务体系处于解构与规范阶段。1979 年，全国幼托工作会议召开，标志着我国婴幼儿早期保育与教育事业进入改革阶段。这个时期的主要目标一是规范托幼组织的发展，二是与经济社会发展相适应。

（1）在服务主体上，规定民办与公办相结合，走社会化道路；

（2）在服务客体上，依然是 3 周岁以下的婴幼儿；

（3）在服务方式上，规定的是机构服务；

（4）在服务内容上，保教结合，早期保育与教育并重；

（5）在保障措施上，在女职工劳动保护条例中规定企业举办托儿所。

在实际中，公办的早期保育与教育机构萎缩较快，而社会承接力量还较弱，导致整个早期保育与教育体系服务力量大大减弱，据《中国基本单位统计年鉴》的数据，到 1998 年全国托儿所法人单位数仅为 872 个，家庭成为 3 岁以下婴幼儿早期保育与教育服务的主要承担者。

3. 探索重构阶段

21 世纪初至今，婴幼儿保育与教育服务体系处在探索重构阶段。这一时期是托幼事业重启大发展的时期，是政策和行动计划非常密集的时期，同时也是创新、实践非常活跃并且以有计划的实践行动不断推进的时期。21 世纪初，随着市场经济的发展，市场机构力量得到发展，市场承接婴幼儿保育与教育服务任务的能力增强。为了适应不断发展的早期保育与教育理念，满足市场需求，在政策上体现出探索构建市场家庭混合服务体系的倾向。

自 2019 年 5 月 9 日国务院办公厅发布《关于促进 3 岁以下婴幼儿照护服务发展的

指导意见》(国办发〔2019〕15号)起，全国各省市陆续出台省级关于促进3岁以下婴幼儿照护服务发展的实施意见。经分析，我国促进3岁以下婴幼儿照护服务发展的政策重点主要体现在：坚持“家庭为主、托育补充，政策引导、普惠优先，安全健康、科学规范，属地管理、分类指导”为基本原则。但仍然存在一些问题：一是市场化重视程度不足，供需矛盾短时间难以有效缓解；二是行业专业化重视不足，精准行业业务指导难以有效；三是专业科学知识普及不足，整体科学照护氛围难以形成；四是婴幼儿照护的教育研究重视不足，专业研究和发展缺乏内生动力。

因此要解决我国当前面临的3岁以下婴幼儿早期保育与教育难题，任重道远，还需要新的探索。

(二) 国内婴幼儿保育与教育的发展趋势

随着国家对婴幼儿托育事业的高度重视，为解决人民日益增长的托育需求，全面推进婴幼儿保育与教育工作，提高家长以及托育机构从业人员科学育儿的水平，突出托育工作的公益性与普惠性，国内婴幼儿保育与教育的发展应坚持“政府主导、立足公益、专业引领”的方针，最终构建较为完善的婴幼儿保育与教育的公共服务体系。

1. 政府主导

(1) 加强政策支持。

发挥政策引领市场主体作用，形成差异化、多层次的供给格局。通过多种形式、多种途径推动婴幼儿照护服务机构发展，逐步解决供需矛盾的问题。鼓励和引导市场化的婴幼儿照护服务机构支持政策的实施，为民营资本运营婴幼儿照护服务创造良好的发展环境，调动企业力量参与婴幼儿照护服务的积极性。鼓励地方政府探索试行与婴幼儿照护服务配套衔接的育儿假、产休假。创新服务管理方式，提升服务效能水平，为开展婴幼儿照护服务创造有利条件、提供便捷服务。

(2) 加大经费投入。

在不久的将来，托幼一体化是要实现的，政府应针对婴幼儿保育与教育提供经费的保障，除增加教育总经费以外，还应调整财政对发展教育的支出结构，为婴幼儿保育与教育设立专项经费，以财政拨款为主，多渠道筹措为辅，确保婴幼儿保育与教育发展的经费需要。同时为确保托育从业人员队伍稳定，考虑编制问题、薪资以及考核奖励等方面，使其享受与岗位相对应的各项待遇。

(3) 加强政府统筹。

婴幼儿保育与教育工作应由卫生健康部门牵头，发展改革、教育、公安、民政、财政等部门要按照各自职责，加强对婴幼儿保育与教育工作的指导、监督和管理。积极发挥工会、共青团、妇联、计划生育协会等群团组织和行业组织的作用，加强社会监督，强化行业自律，大力推动婴幼儿照护服务的健康发展。每年定期召开联席会议，加强沟通，共同分析现状，解决存在的问题，及时总结经验，从决策、管理再到操作层面，做到统筹工作稳步、健康、高效。

（4）强化监督管理。

加强对婴幼儿照护服务的监督管理，建立健全业务指导、督促检查、考核奖惩、安全保障和责任追究制度，确保各项政策措施、规章制度落实到位。按照属地管理和分工负责的原则，地方政府对婴幼儿照护服务的规范发展和安全监管负主要责任，应制定婴幼儿照护服务的规范细则，各相关部门按照各自职责负监管责任。

2. 立足公益

（1）构建以社区为载体的多元化婴幼儿保育与教育服务网络。婴幼儿保育与教育工作具有教育性、公益性、福利性和创新性，为了提升整体国民素质，确保教育的公平，人人都有受教育的机会，政府在这项工作中有着义不容辞的责任与义务，政府应坚持公益性原则，发挥政策引领市场主体作用，以社区为载体，形成多元化、多层次的供给格局。

（2）实行普惠性体验服务与市场化服务相结合。针对市（县）区、街道（镇）、社区（村）公共服务场所设置的托育机构提供若干次免费体验式婴幼儿保育与教育的服务；针对社会力量创办的托育机构，重点发展 13～36 个月婴幼儿的保育与教育的服务，家园共育，发展特色教养服务，共同促进婴幼儿健康成长。

（3）普及科学育儿知识。主要依托各类托育机构、社区等，采取集体讲座、亲子课堂、送教入户等多种途径，线上线下相结合的方式免费传授科学育儿知识，努力实现家长和托育从业人员接收科学育儿知识全覆盖。

3. 专业引领

（1）加快形成多学科的行业专家智库群。推动 0～3 岁婴幼儿保育与教育事业的发展需要在各相关学科的基础上，不断融合创新。首先需要加快形成多学科的行业专家智库群，融合 0～3 岁婴幼儿相关领域的专家，开展针对性的精准专业指导和实践。其次要在体现多学科性的同时体现交叉融合性，将多学科专业知识放入 0～3 岁婴幼儿的保育与教育实际运用场景中，形成适宜性的理论模型和实践范式。在此基础上发展 0～3 岁婴幼儿专业理论指导和 0～3 岁婴幼儿保育与教育实践，形成对于婴幼儿保育与教育的精准指导，为我国婴幼儿照护事业科学发展提供重要保障。

（2）办好托育一体化幼儿园。卫健委、教育、妇联等部门需协调配合工作，集中力量办好一批托育一体化幼儿园，各地幼儿园应成为科学育儿指导中心，教育局需要组织推动托育一体化幼儿园示范园建设、评估工作，各地配合推进、支持各类幼儿园开展灵活多样的 0 ～ 3 岁婴幼儿保育与教育工作。一类是省市优质幼儿园积极开设托班或者亲子园，起到示范与辐射的作用；另一类是乡镇中心幼儿园，请家长走进幼儿园或者中心幼儿园老师送教入户等方式，使该区域的 0 ～ 3 岁婴幼儿能够接受科学的保育与教育。

资料链接

托育机构保育指导大纲（试行）

第一章　总则

一、为贯彻《国务院办公厅关于促进 3 岁以下婴幼儿照护服务发展的指导意见》，依据国家卫生健康委《托育机构设置标准（试行）》《托育机构管理规范（试行）》，指导托育机构为 3 岁以下婴幼儿（以下简称婴幼儿）提供科学、规范的照护服务，促进婴幼儿健康成长，特制定本大纲。

二、本大纲适用于经有关部门登记、卫生健康部门备案，为婴幼儿提供全日托、半日托等照护服务的托育机构。提供计时托、临时托等照护服务的托育机构可参照执行。

三、托育机构保育是婴幼儿照护服务的重要组成部分，是生命全周期服务管理的重要内容。通过创设适宜环境，合理安排一日生活和活动，提供生活照料、安全看护、平衡膳食和早期学习机会，促进婴幼儿身体和心理的全面发展。

四、托育机构保育应遵循以下基本原则：

（一）尊重儿童。坚持儿童优先，保障儿童权利。尊重婴幼儿成长特点和规律，关注个体差异，促进每个婴幼儿全面发展。

（二）安全健康。最大限度地保护婴幼儿的安全和健康，切实做好托育机构的安全防护、营养膳食、疾病防控等工作。

（三）积极回应。提供支持性环境，敏感观察婴幼儿，理解其生理和心理需求，并及时给予积极适宜的回应。

（四）科学规范。按照国家和地方相关标准和规范，合理安排婴幼儿的生活和活动，满足婴幼儿生长发育的需要。

第二章　目标与要求

托育机构保育工作应当遵循婴幼儿发展的年龄特点与个体差异，通过多种途径促进婴幼儿身体发育和心理发展。保育重点应当包括营养与喂养、睡眠、生活与卫生习惯、动作、语言、认知、情感与社会性等。

一、营养与喂养

（一）目标。

1. 获取安全、营养的食物，达到正常生长发育水平；

2. 养成良好的饮食行为习惯。

（二）保育要点。

1. 7～12个月

（1）继续母乳喂养，不能继续母乳喂养的婴儿使用配方奶喂养。

（2）及时添加辅食，从富含铁的泥糊状食物开始，遵循由一种到多种、由少到多、由稀到稠、由细到粗的原则。辅食不添加糖、盐等调味品。

（3）每引入新食物要密切观察婴儿是否有皮疹、呕吐、腹泻等不良反应。

（4）注意观察婴儿所发出的饥饿或饱足的信号，并及时、恰当回应，不强迫喂食。

（5）鼓励婴儿尝试自己进食，培养进餐兴趣。

2. 13～24个月

（1）继续母乳或配方奶喂养，可以引入奶制品作为辅食，每日提供多种类食物。

（2）鼓励和协助幼儿自己进食，关注幼儿以语言、肢体动作等发出进食需求，顺应喂养。

（3）培养幼儿使用水杯喝水的习惯，不提供含糖饮料。

3. 25～36个月

（1）每日提供多种类食物。

（2）引导幼儿认识和喜爱食物，培养幼儿专注进食习惯、选择多种食物的能力。

（3）鼓励幼儿参与协助分餐、摆放餐具等活动。

（三）指导建议。

1. 制定膳食计划和科学食谱，为婴幼儿提供与年龄发育特点相适应的食物，规律进餐，为有特殊饮食需求的婴幼儿提供喂养建议。

2. 为婴幼儿创造安静、轻松、愉快的进餐环境，协助婴幼儿进食，并鼓励婴幼儿表达需求、及时回应，顺应喂养，不强迫进食。

3. 有效控制进餐时间，加强进餐看护，避免发生伤害。

二、睡眠

（一）目标。

1. 获得充足睡眠；

2. 养成独自入睡和作息规律的良好睡眠习惯。

（二）保育要点。

1. 7 ～ 12 个月

（1）识别婴儿困倦的信号，通过常规睡前活动，培养婴儿独自入睡。

（2）帮助婴儿采用仰卧位或侧卧位姿势入睡，脸和头不被遮盖。

（3）注意观察婴儿睡眠状态，减少抱睡、摇睡等安抚行为。

2. 13 ～ 24 个月

（1）固定幼儿睡眠和唤醒时间，逐渐建立规律的睡眠模式。

（2）坚持开展睡前活动，确保幼儿进入较安静状态。

（3）培养幼儿独自入睡的习惯。

3. 25 ～ 36 个月

（1）规律作息，每日有充足的午睡时间。

（2）引导幼儿自主做好睡眠准备，养成良好的睡眠习惯。

（三）指导建议。

1. 为婴幼儿提供良好的睡眠环境和设施，温湿度适宜，白天睡眠不过度遮蔽光线，设立独立床位，保障安全、卫生。

2. 加强睡眠过程巡视与照护，注意观察婴幼儿睡眠时的面色、呼吸、睡姿，避免发生伤害。

3. 关注个体差异及睡眠问题，采取适宜的照护方式。

三、生活与卫生习惯

（一）目标。

1. 学习盥洗、如厕、穿脱衣服等生活技能；

2. 逐步养成良好的生活卫生习惯。

（二）保育要点。

1. 7 ～ 12 个月

（1）及时更换尿布，保持臀部和身体干爽清洁。

（2）生活照护过程中，注重与婴儿互动交流。

（3）识别及回应婴儿哭闹、四肢活动等表达的需求。

2. 13 ～ 24 个月

（1）鼓励幼儿及时表达大小便需求，形成一定的排便规律，逐渐学会自己坐便盆。

（2）协助和引导幼儿自己洗手、穿脱衣服等。

（3）引导和帮助幼儿学会咳嗽和打喷嚏的方法。

3. 25 ～ 36 个月

（1）培养幼儿主动如厕。

（2）引导幼儿餐后漱口，使用肥皂或洗手液正确洗手，认识自己的毛巾并擦手。

（3）鼓励幼儿自己穿脱衣服。

（三）指导建议。

1. 保持生活场所的安全卫生，预防异物吸入、烧烫伤、跌落伤、溺水、中毒等伤害发生。

2. 在生活中逐渐养成婴幼儿良好习惯，做好回应性照护，引导其逐步形成规则和安全意识。

3. 注意培养婴幼儿良好的用眼习惯，限制屏幕时间。

4. 注意培养婴幼儿良好的口腔卫生习惯，预防龋齿。

5. 在各生活环节中，做好观察，发现有精神状态不良、烦躁、咳嗽、打喷嚏、呕吐等表现的婴幼儿，要加强看护，必要时及时隔离，并联系家长。

四、动作

（一）目标。

1. 掌握基本的大运动技能；

2. 达到良好的精细动作发育水平。

（二）保育要点。

1. 7 ～ 12 个月

（1）鼓励婴儿进行身体活动，尤其是地板上的游戏活动。

（2）鼓励婴儿自主探索从躺位变成坐位，从坐位转为爬行，逐渐到扶站、扶走。

（3）提供适宜的玩具，促进抓、捏、握等精细动作发育。

2. 13 ～ 24 个月

（1）鼓励幼儿进行形式多样的身体活动，为幼儿提供参加爬、走、跑、钻、踢、跳等活动的机会。

（2）提供多种类活动材料，促进涂画、拼搭、叠套等精细动作发育。

（3）鼓励幼儿自己喝水、用小勺吃饭、自己翻书等。

3. 25 ～ 36 个月

（1）为幼儿提供参加走直线、跑、跨越低矮障碍物、双脚跳、单足站立、原地单脚跳、上下楼梯等活动的机会。

（2）提供多种类活动材料，促进幼儿搭建、绘画、简单手工制作等精细动作发育。

（3）鼓励幼儿自己用水杯喝水、用勺吃饭、协助收纳等。

（三）指导建议。

1. 在各个生活环节中，创造丰富的身体活动环境，确保活动环境和材料安全、卫生。

2. 充分利用日光、空气和水等自然条件，进行身体锻炼，保证充足的户外活动时间。

3. 安排类型丰富的活动和游戏，并保证每日有适宜强度、频次的大运动活动。做好运动中的观察及照护，避免发生伤害。

4. 关注患病婴幼儿。处于急慢性疾病恢复期的婴幼儿，及时调整活动强度和时间；发现运动发育迟缓婴幼儿，给予针对性指导，及时转介。

五、语言

（一）目标。

1. 对声音和语言感兴趣，学会正确发音；

2. 学会倾听和理解语言，逐步掌握词汇和简单的句子；

3. 学会运用语言进行交流，表达自己的需求；

4. 愿意听故事、看图书，初步发展早期阅读的兴趣和习惯。

（二）保育要点。

1. 7～12 个月

（1）经常和婴儿说话，引导其对发音产生兴趣，模仿和学习简单的发音。

（2）向婴儿复述生活中常见物品和动作，帮助其逐渐理解简单的词汇。

（3）引导婴儿使用简单的声音、表情、动作、语言表达自己的需求。

（4）为婴儿选择合适的图画书，朗读简单的故事或儿歌。

2. 13～24 个月

（1）培养幼儿正确发音，逐步将语言与实物或动作建立联系。

（2）鼓励幼儿模仿和学习使用词语或短句表达自己的需求。

（3）引导幼儿学会倾听并乐意执行简单的语言指令，积极使用语言进行交流。

（4）提供机会让幼儿多读绘本、多听故事、学念儿歌。

3. 25～36 个月

（1）指导幼儿正确地运用词语说出简单的句子。

（2）鼓励幼儿用语言表达自己的需求和感受。

（3）创造条件和机会，使幼儿多听、多看、多说、多问、多想，谈论生活中的所见所闻。

（4）培养幼儿阅读的兴趣和能力，学讲故事、学念儿歌。

（三）指导建议。

1. 创设丰富和应答的语言环境，提供正确的语言示范，保持与婴幼儿的交流与沟通，引导其倾听、理解和模仿语言。

2. 为不同月龄婴幼儿提供和阅读适合的儿歌、故事和图画书，培养早期阅读兴趣和习惯。

3. 关注语言发展迟缓的婴幼儿，并给予个别指导。

六、认知

（一）目标。

1. 充分运用各种感官探索周围环境，有好奇心和探索欲；

2. 逐步发展注意、观察、记忆、思维等认知能力；

3. 学会想办法解决问题，有初步的想象力和创造力。

（二）保育要点。

1. 7～12 个月

（1）提供有利于视、听、触摸等材料，激发婴儿的观察兴趣。

（2）鼓励婴儿调动各种感官，感知物体的大小、形状、颜色、材质等。

（3）引导婴儿观察周围的事物，模仿所看到的某些事物的声音和动作。

2. 13～24 个月

（1）引导幼儿运用各种感官探索周围环境，逐步发展注意、记忆、思维等认知能力。

（2）鼓励幼儿辨别生活中常见物体的大小、形状、颜色、软硬、冷热等明显特征。

（3）鼓励幼儿在操作、摆弄、模仿等活动中想办法解决问题。

3. 25～36 个月

（1）引导幼儿运用各种感官反复持续探索周围环境，逐步巩固和加深对周围事物的认识。

（2）启发幼儿观察辨别生活中常见物体的特征和用途，进行简单的分类，并感受生活中的数学。

（3）培养幼儿在感兴趣的事情上能够保持一定的专注力。

（4）通过各种游戏和活动，鼓励幼儿主动思考、积极提问并大胆猜想，激发幼儿的想象力和创造力。

（三）指导建议。

1. 创设环境，促进婴幼儿通过视、听、触摸等多种感觉活动与环境充分互动，丰富认识和记忆经验。

2. 保护婴幼儿对周围事物的好奇心和求知欲，耐心回应婴幼儿的问题，鼓励自己寻找答案。

3. 在确保安全健康的前提下，支持和鼓励婴幼儿的主动探索。

七、情感与社会性

（一）目标。

1. 有安全感，能够理解和表达情绪；

2. 有初步的自我意识，逐步发展情绪和行为的自我控制；

3. 与成人和同伴积极互动，发展初步的社会交往能力。

（二）保育要点。

1. 7 ～ 12 个月

（1）观察了解不同月龄婴儿的需要，把握其情绪变化，尊重和满足其爱抚、亲近、搂抱等情感需求。

（2）引导婴儿理解和辨别高兴、喜欢、生气等不同情绪。

（3）敏感察觉婴儿情绪变化，理解其情感需求并及时回应。

（4）创设温暖、愉快的情绪氛围，促进婴儿交往的积极性。

2. 13 ～ 24 个月

（1）引导幼儿用表情、动作、语言等方式表达自己的情绪。

（2）培养幼儿愉快的情绪，及时肯定和鼓励幼儿适宜的态度和行为。

（3）拓展交往范围，引导幼儿认识他人不同的想法和情绪。

（4）引导幼儿理解并遵守简单的规则。

3. 25 ～ 36 个月

（1）谈论日常生活中幼儿感兴趣的人和事，引导其通过语言和行为等方式表达情绪情感。

（2）鼓励幼儿进行情绪控制的尝试，指导其学会简单的情绪调节策略。

（3）创设人际交往的机会和条件，使幼儿感受与人交往的愉悦。

（4）帮助幼儿理解和遵守简单的规则，初步学习分享、轮流、等待、协商，尝试解决同伴冲突。

（三）指导建议。

1. 观察了解每个婴幼儿独特的沟通方式和情绪表达特点，正确判断其需求，并给予及时、恰当的回应。

2. 与婴幼儿建立信任和稳定的情感联结，使其有安全感。

3. 建立一日生活和活动常规，开展规则游戏，帮助婴幼儿理解和遵守规则，逐步发展规则意识，适应集体生活。

4. 创造机会，支持婴幼儿与同伴和成人的交流互动，体验交往的乐趣。

第三章　组织与实施

一、托育机构是实施保育的场所，应当提供健康、安全、丰富的生活和活动环境，配置符合婴幼儿月龄特点的家具、用具、玩具、图书、游戏材料和安全防护措施，并根据场地条件合理确定收托规模，配备符合要求的保育人员。

二、托育机构负责人负责保育的组织与管理，指导、检查和评估保育人员的工作。

三、托育机构保育人员是保育工作的主要实施者，应当具有良好的职业道德和业务能力，身心健康。负责婴幼儿日常生活照料和活动组织，主动了解和满足婴幼儿不同的发展需求，平等对待每一个婴幼儿，呵护婴幼儿健康成长。

四、保育工作应当根据婴幼儿身心发展特点和规律，制订科学的保育方案，合理安排婴幼儿饮食、饮水、如厕、盥洗、睡眠、游戏等一日生活和活动，支持婴幼儿主动探索、操作体验、互动交流和表达表现，丰富婴幼儿的直接经验。

五、托育机构应当建立信息管理、健康管理、疾病防控和安全防护监控制度，制定安全防护、传染病防控等应急预案，切实做好室内外环境卫生，注意防范和避免伤害，确保婴幼儿的安全和健康。

六、托育机构应当与家庭、社区密切合作，充分整合各方资源支持托育机构保育工作，向家庭、社区宣传科学的育儿理念和方法，提供照护服务和指导服务，帮助家庭增强科学育儿能力。

资料来源：国家卫生健康委关于印发托育机构保育指导大纲（试行）的通知. 中华人民共和国国家卫生健康委员会公报，2021（1）：22–28.

本章小结

本章主要介绍了婴幼儿保育与教育的概念、意义以及国内外婴幼儿保育与教育的发展。其中婴幼儿保育与教育的概念主要解释了婴幼儿“早期教养”和婴幼儿保育与教育；婴幼儿保育与教育的意义主要是从四个方面阐述：婴幼儿大脑发育、婴幼儿发展关键期、婴幼儿智力发展以及婴幼儿良好性格的养成；国内外婴幼儿保育与教育的发展主要从国外与国内两方面，详细阐述了婴幼儿保育与教育的发展历史以及发展趋势。

同步练习

一、选择题

单选题

1. 传统意义上，“早期教养”概念中的早期指的是（　　）。

A. 0～6 岁　　B. 3～6 岁　　C. 0～3 岁　　D. 0～8 岁

2.（　　）是人对客观事物的一种特殊的反应形式，是心理生活的一个重要部分，它如阳光、雨露，对人的智慧、品德养成和健全人格的养成有着非常重要的作用。

A. 认知发展　　B. 身体发展　　C. 社会性发展　　D. 情绪情感发展

3.（　　）年国务院颁布的《中国儿童发展纲要（2011—2020 年）》中首次明确提出“积极开展 0～3 岁儿童科学育儿指导”。

A. 2011　　B. 2013　　C. 2012　　D. 2016

多选题

1. “早期教养”概念中教养指的是（　　）。

A. 能够促进婴幼儿认知能力、语言能力的发展

B. 能够促进婴幼儿思维能力的发展

C. 成人给予婴幼儿的生活照料、科学喂养

D. 成人给予婴幼儿的预防疾病与意外伤害

2. 婴幼儿教育的主要内容包括（　　）。

A. 身体发展　　B. 认知发展　　C. 情绪情感发展　　D. 社会性发展

二、判断题

1. 婴幼儿保育是婴幼儿发展过程的基本工作，是指为 0～3 岁婴幼儿的生长发育、健康发展提供的照顾和养育，主要包括婴幼儿的营养与喂养、婴幼儿生活照料以及婴幼儿保健与护理等。（　　）

2. 2019 年国务院下发的《关于促进 3 岁以下婴幼儿照护服务发展的指导意见》中

指出“建立完善促进婴幼儿照护服务发展的政策法规体系、标准规范体系和服务供给体系，充分调动社会力量的积极性，多种形式开展婴幼儿照护服务”。(　　)

3. 0 ～ 3 岁是婴幼儿大脑发育和变化最为迅速的时期，如果能及时地得到刺激与激发，将有利于婴幼儿智力的发展。(　　)

4. 2020 年 1 月，国家卫生健康委印发了《托育机构保育指导大纲（试行)》。(　　)

5. 我国婴幼儿保育与教育服务体系解构与规范阶段是 21 世纪初之后。(　　)

三、简答题

1. 简述婴幼儿保育与教育的意义。

2. 请简单介绍一下美国的“早期开端计划”。

3. 请简单介绍一下英国的《早期基础阶段法定框架》。

四、思考题

国内婴幼儿保育与教育的发展趋势是怎样的?

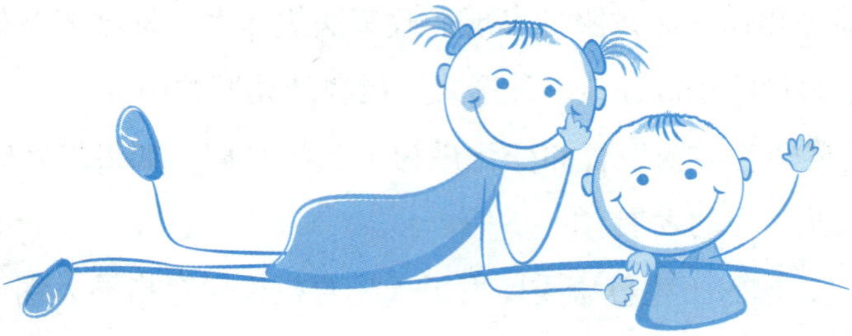

第二章　0～6个月婴儿的保育与教育

学习目标

知识目标

1. 掌握 0 ～ 6 个月婴儿的生长发育情况和生理特点
2. 掌握 0 ～ 6 个月婴儿的保育与教育

能力目标

1. 通过学习 0 ～ 6 个月婴儿的生长发育和生理特点，更好地对婴儿进行养护和教育
2. 通过学习 0 ～ 6 个月婴儿的保育和教育，适时对其进行训练和引导

情感目标

1. 通过学习 0 ～ 6 个月婴儿的生长发育和生理特点，树立正确的儿童观
2. 通过学习 0 ～ 6 个月婴儿的保育和教育，进一步增强教师热爱婴儿教育事业的情感

教学导入

儿童的生存、保护和发展是一个国家和民族强盛的基础，儿童的健康成长关系着一个国家和民族的兴衰，关注儿童就是关注未来，这已经成为现代社会发展的必然。随着社会的不断发展，科技的不断进步，早期教育逐渐进入大众的视野。婴幼儿 0 ～ 6 个月这一阶段又成为整个早期教育的基础阶段。这一时期婴幼儿大脑开始发育，性格开始发展，行为开始养成，动作、语言和初步的社会交往基本上奠定了一生的基础，因此对 0 ～ 6 个月这一阶段的婴儿实施保育和教育显得尤为重要。

问题：你如何看待 0 ～ 6 个月婴儿的保育和教育？

第一节　0～6个月婴儿生理与心理发展概述

发展，对婴儿来说，主要指生理和心理（包括动作、思维、感觉、情感和社会性等方面）的变化和进步。

0～6个月的婴儿早期发展的特殊性在于它是整个幼儿时期生理和心理发展的起始阶段。在这个阶段，需要尊重婴儿发展的自然规律，采用科学的手段进行保育和教育，促使他们健康成长。

婴儿的身心发展是基础，在开展保教工作时，应把其健康、安全及养育工作放在第一位。始终坚持保教结合的原则，确保婴儿生理和心理和谐发展。

一、0～6个月婴儿生理发展概述

婴儿自出生后到第六个月是体格、动作和认知能力生长发育最迅速的时期，该时期婴儿对热量和营素养尤其是蛋白质的需求量相对较高，但各器官消化吸收功能不够成熟完善，容易发生营养和消化紊乱。同时，婴儿体内来自母体的抗体逐渐减少，自身免疫功能尚未成熟，易患感染性疾病。

（一）0～6个月婴儿的生理发展的含义

婴儿生理发展指婴儿大脑和身体在形态、结构及功能上的生长发育过程。

所谓生长发育是婴儿的生理现象，婴儿的生长发育不仅仅是身体大小随着年龄增长而简单增长，而是一个交织着量变和质变的复杂过程。这过程包含三个十分重要的概念：生长、发育和成熟。

生长，指身体各个器官系统以及全身的大小、长短和重量的增加与变化，是机体量的变化，是能测量的。

发育，指细胞、组织、器官和系统功能的成熟与完善，是机体在质的方面的变化。

成熟，指机体的生长与发育达到一种完备的状态。

资料链接

双生子爬梯实验

美国心理学家格赛尔所做的著名的双生子爬梯实验过程：双生子T和C在不同年龄开始学习爬梯。先让T在出生第48周起开始接受爬梯训练，每日练习10分钟，连续6

周；而C则在出生后第54周才开始学习，即比T晚6周开始，C训练了2周，就赶上了T的水平。

实验表明：提前学习对婴儿来说没有太大意义，技能的学习在一定程度上依赖婴儿的生理成熟水平。

(二) 0～6个月婴儿生理发展的特点

0～6个月婴儿的体重增长是胎儿期子宫内体重增长的延续。出生时体重与子宫内营养状况、婴幼儿的胎次、胎龄、性别都有一定的关系，出生后则与营养和疾病等因素密切相关。正常足月儿出生后第一个月体重可增加1～1.5kg，身长可增长4～5cm，是婴儿时期增长最快的阶段。

本章节参考《上海市0～3岁婴幼儿教养方案》，分别从0～3个月、4～6个月婴儿生理发展总特征、生理发展规律、影响因素及评价婴儿生理发展的主要指标等方面进行阐述。

1. 0～6个月婴儿的生理发展总特征

（1）0～3个月婴儿的生理发展特征。

0～3个月婴儿生理发展特征如表2－1所示。正常婴儿出生时平均体重为3kg（前半年平均每月增加700～800g），足月的婴儿出生时身长平均50cm，第一年增长最快。婴儿出生后头2年头围增加迅速。

表2－1　0～3个月婴儿的生理发展

性别	平均身高（cm）	平均体重（kg）	平均头围（cm）	平均胸围（cm）
男孩	63.51	7.23	41.32	42.07
女孩	61.88	6.55	40.30	40.74

0～3个月的婴儿大便次数较以前明显减少，一昼夜睡16～18小时，新生儿时的反射活动开始消失。奶量的差异开始明显，平均为700毫升/天。

（2）4～6个月婴儿的生理发展特征。

4～6个月婴儿生理发展特征如表2－2所示。4～6个月的婴儿慢慢习惯吃辅食。大便1～3次/天。大多数婴儿开始后半夜不喂奶，晚上能睡整觉，有的开始长出乳前牙。

表 2-2　4～6个月婴儿的生理发展

性别	平均身高（cm）	平均体重（kg）	平均头围（cm）	平均胸围（cm）
男孩	69.66	8.77	44.44	44.35
女孩	68.17	8.27	43.31	43.57

2. 0～6个月婴儿生理发展规律

（1）阶段性和连续性。

各年龄期生长发育的速度不尽相同，年龄越小增长越快。各年龄按照顺序进行，不能逆转，前一年龄期的发育是后一年龄期发育的基础。每一部分的发展都遵循一定的规律。

（2）不平衡性。

同一机体的不同部分发展速度不尽相同，不同身体系统的发展速度也不尽相同。如身高、体重在出生后的第一年是高峰期；婴儿神经系统发育较早。

（3）顺序性。

婴儿机体的生长发育有一定的顺序和方向，不能逆转也不能越级，整个时期的婴儿发展遵循上下原则和近远原则。上下原则指婴儿体格发育是从上到下进行的，具体顺序为头部、躯干、四肢。婴儿首先会抬头、转头，然后为翻身、直坐、爬，最后到直立和行走。近远原则指婴儿的身体发育是由近及远的，首先是躯干生长，肢体近端的生长早于远端。

（4）个体差异性。

婴儿的生长发育受多种因素的影响，如遗传、环境、教育、主观能动性等，每个个体不同，同龄的婴儿生长发育也存在很大差别。

3. 0～6个月婴儿生长发育的影响因素

婴儿的身体、心理的发育，受到多种因素的影响。

（1）遗传。

遗传是机体生长发育的物质基础，对机体的生长发育的特征、潜力有着决定性作用。如父母的身高、体重、皮肤颜色均可影响下一代。近亲结婚者下一代中智能迟缓的发生率高，父母的性格可遗传给下一代等。

（2）环境。

古语有云“染于苍则苍，染于黄则黄”，更有“孟母三迁”，都体现环境对人发展的重要性，在婴儿时期需保证良好的生活环境和完善的医疗保健服务。此外充分让婴儿接触阳光，感受大自然，呼吸新鲜空气，进行合适的户外训练也非常重要。

（3）教育。

早期教育可以说是婴儿一生当中的启蒙教育，优质的早期教育对婴儿的身心发展都有促进作用。目前强调婴儿出生后第1小时内的母婴接触，这与婴儿今后良好的性格、情感有密切联系。

（4）营养。

足够的热能和各种营养元素是婴儿生长发育的物质基础，婴儿出生后营养供给不足不仅会影响体重、身高，对智能的发育也会有一定影响。此外，营养过剩可能造成肥胖，对身体也有一定影响。因此要学会平衡饮食，合理膳食。

4. 评价婴儿生理发展的主要指标

评价婴儿的生理发展可以从形态指标和生理功能指标两方面考虑。

（1）形态指标。

形态指标是身体及各部分在形态上可测出的各种量度，婴儿时期最重要、最常见的形态指标为身高和体重。

（2）生理功能指标。

生理功能指身体各系统、各器官在生理功能上可测出的各种量度。常用的有：握力和背肌力，为骨骼肌肉系统的基本指标；肺活量，为呼吸系统的基本指标；脉搏和血压，为心血管系统的基本指标。

二、0～6个月婴儿心理发展概述

早期的儿童心理学对婴儿的估计是偏低的，往往强调婴儿软弱无能的一面。近年来，心理学家越来越认识到婴儿已经具有不可低估的心理能力，他们不仅能看、听、记忆，还能主动传递信息，用不同的行为方式来反映周围的事物，表达自己的状态。

（一）0～3个月婴儿心理发展

0～3个月的婴儿心理开始逐渐发展，感知、运动、认知、语言、情感和社会性等诸多方面都在不断发展。

1. 感知和运动

0～1个月，婴儿已经出现“眼球震动”运动，在第3～4周，已有眼睛逐物运动，开始学习转头。

2～3个月，婴儿能追随活动的物体移动180°，视力标准在0.02；听力较前敏感；直立位头可转动自如，头可随看到的物品和声音转动180°，俯卧时能抬头45°～90°；

手指松开，用手摸东西，能拉扯衣服，能将两手碰在一起。

2. 认知和语言

0～1个月婴儿的认知发展中触觉发展以反射动作为主，这些反应都是为了觅食或自我保护。婴儿也会对声音做出反应，两个星期左右能分辨人的嗓音和其他声音的区别。

2～3个月的婴儿可以将反射动作加以整合，利用嘴巴与手去探索，并感受到各种触觉的不同，开始懂得做简单的辨别。同时此阶段婴儿眼睛能立刻注意到大玩具，能追随人的身影，开始将声音和形象联系起来，初步开始寻找声音的来源，喜欢成人的逗乐，能辨别不同人的声音和语调情绪。

3. 情感与社会性

0～1个月婴儿会哭，哭是天生的。同时，哭很早就已经分化，这个阶段的婴儿就有多种不同模式的哭，婴儿通过哭反映出来的身体状态和原因是不同的。社会性微笑是婴儿情绪社会化的开端，一个月左右的婴儿会对灯光、铃声、人脸、图片、说话声等产生微笑。

2～3个月在逗乐过程中开始逐步出现动嘴巴、伸舌头、微笑和摆动身体等情绪反应，看见熟悉的脸会笑，会用手舞足蹈表示欢乐、笑出声；哭的时间开始减少。

因此，根据婴儿0～3个月的心理发展状况来看，照护者需要经常面对面地和婴儿进行逗引交流，引发其对亲近熟悉的人和声音产生反应，促使其情绪愉快，培养婴儿的亲子情感。悉心辨析哭声，给予积极回应，满足婴儿不同需求。

（二）4～6个月婴儿心理发展

4～6个月婴儿心理发展较0～3个月更加成熟。

1. 感知和运动

能看距离在75cm左右的物体，视力标准0.04；独坐时身体会有轻度前倾，能俯卧抬头90°，双臂翻身至侧卧；扶他站起时能在短时间内自己支撑；双手能拿起面前的玩具并把玩具放入口中，玩具从一只手送到另一只手会略显笨拙。喜欢把东西塞进嘴里。

2. 认知和语言

开始辨别陌生人、熟人，会寻找东西，如手中的玩具掉了，会用目光寻找它，看见熟人能发出愉悦的声音，叫他名字会转头看，看到亲人会伸出双手期待拥抱。

3. 情感与社会性

能辨别陌生人，看见陌生人会闪躲、哭闹等，出现害羞的情况，高兴时会大笑，会用各种面部表情、哭闹和手势动作与人沟通。

因此，对于4～6个月婴儿而言，看护者应该帮助婴儿辨认周围生活环境的人、事和物。帮助婴儿辨别亲近的人的声音，引导婴儿对熟悉的音乐有愉快的情绪反应。

第二节 0～6个月婴儿的保育

美国教育学家艾米·劳拉·多伯罗说过，现代社会对保育人员的需求越来越大，保育的职责已经不仅仅是提供服务，而已经开始包括给父母以及社会大众提供正确的育儿知识与观念。本节内容从营养与喂养、生活照料、疾病护理、意外伤害与急救等方面进行阐述。

一、营养与喂养

营养是保证婴儿正常生长发育和身心健康的物质基础。胎儿依靠母体供给营养，出生后的营养元素来源于所摄入的食物，食物中的营养物质经体内消化和代谢过程被利用，供给机体能量。所以科学育儿，合理指导婴儿喂养和平衡膳食显得尤为重要。

（一）婴儿营养基础

婴儿和成人不同，因为婴儿的机体在不断生长发育，所以需要不断为其提供能量。营养不足很可能导致生长发育迟缓，体重不增，甚至引起营养缺乏和障碍。由此可见，保证婴儿的营养基础是非常有必要的。

1. 婴儿的能量组成及来源

婴儿的能量组成主要有三个部分：蛋白质、脂类、碳水化合物。

（1）蛋白质。

蛋白质是所有细胞构成和功能的重要物质，是各种组织的成分之一，肌肉、骨骼、皮肤、牙齿、指甲、各种脏器、体液（血液、淋巴）、酶和激素都含有蛋白质。蛋白质是维持生命不可缺少的营养素。

选择蛋白质食品时，除了尽量选优质蛋白质外，另一条原则是要注意这种蛋白质食品还能提供其他什么营养物质，举例说明：鱼是最佳蛋白质来源，它还富含维生素和脂肪酸。此外，一些食品如果组合得好，也可以供应足够的蛋白质，如玉米面、芝麻、花生和牛奶一起吃可保证有较高的蛋白质摄入量。

（2）脂类。

脂类是油、脂肪、类脂的总称。食物中的油脂主要是油和脂肪，一般把常温下是液体的称作油，而把常温下是固体的称作脂肪。其特性是不溶于水，溶于有机溶剂。脂肪酸从结构上可分为饱和脂肪酸和不饱和脂肪酸。

脂肪主要来源于一些动物性食物，比如乳类、蛋黄、肉类、肝类以及植物油。脂肪的摄入过多或过少均不行：过多会影响蛋白质和碳水化合物的摄入并影响钙吸收；不足会导致必需脂肪酸缺乏以及蛋白质或碳水化合物过量。

（3）碳水化合物。

碳水化合物又称为糖类，由碳、氧、氢三种元素构成，根据它们的分子结构可以分为单糖（葡萄糖、果糖、半乳糖等）、双糖（蔗糖、乳糖、麦芽糖等）及多糖（淀粉、糊精、糖原及不被消化吸收的纤维素、果胶），是最重要、最经济的供能营养素。除单糖能直接通过小肠壁吸收以外，其他两种都要经过酶的分解才能被小肠吸收。

糖类主要来源于谷物类、根茎类食物及食糖，蔬菜、水果中也含有少量糖。

若碳水化合物摄入过多，则其在肠内经细菌发酵，产酸、产气并刺激肠蠕动可引起腹泻。如果同时伴有蛋白质供给不足，则会引起虚胖和水肿，虽然体重迅速增长，表面肥胖，但肌肉松弛，机体抵抗力差，易受感染，也属于营养不良。

2. 维生素

维生素虽然不能供能，需求量也少，但却是人体所必需的，对维持生长发育和生理功能起重要作用。维生素的种类很多，人体主要维生素大致如下：

（1）维生素A。

主要作用是可提高暗适应能力，对生殖功能、免疫功能、骨质代谢均有影响。缺乏维生素A会导致夜盲症、眼干燥症、角膜溃疡和穿孔等。胡萝卜、木瓜、芒果、杏子、南瓜中含有较多的维生素A。

（2）维生素B_1。

维生素B_1是人体内物质代谢和能量代谢的关键物质，因此有促进婴儿生长发育的作用。维生素B_1缺乏会导致脚气病，婴儿严重缺乏维生素B_1会导致多发性神经炎，俗称假性脑膜炎。维生素B_1主要存在于动物内脏，如肝、心、肾等；还存在于肉类、豆类、花生和不过于碾白的谷类中，如全麦、糙米等。

（3）维生素B_2。

维生素B_2缺乏时会发生唇干裂、口角炎、舌面光滑、生长发育迟缓、贫血等。因维生素B_2不易体内存储，故易发生缺乏。维生素B_2存在于动物性食物中，大豆、各种绿叶蔬菜和水果中也有，但含量较少。

（4）维生素B_6。

婴儿缺乏维生素B_6易发生躁动不安、惊厥、贫血、口腔炎、周围神经炎等。维生素B_6的主要食物来源有肉、鱼、蛋、乳类、蔬菜、谷物。

（5）叶酸。

婴儿缺乏叶酸会发生巨幼红细胞贫血，孕母缺乏会导致幼儿神经管畸形。叶酸的主要食物来源有绿色蔬菜、肝、牛肉、酵母。

（6）维生素 C。

缺乏维生素 C 会导致坏血病、易出血、易感染、生长迟滞、伤口愈合差，维生素 C 主要存在于新鲜的水果和蔬菜中。

（7）维生素 D。

缺乏维生素 D 易导致佝偻病，骨骼生长发育受阻。维生素 D 可通过晒太阳获取。

3. 矿物质

矿物质（无机盐、灰分）是人体主要的组成物质。碳、氢、氧、氮约占人体的 96%，钙、磷、钾、钠、氯、镁、硫占 3.95%。人体无机盐虽不提供热能，但有重要的生理调节功能：是构成骨骼的主要成分；维持神经、肌肉正常生理功能；为多种酶和大分子活性物质的组成成分，调节人体体液渗透压、电解质和酸碱度。

（二）婴儿喂养

0 ～ 6 个月婴儿的喂养方式有三种：母乳喂养、人工喂养和混合喂养。

1. 母乳喂养

母乳对婴儿来说营养价值高于其他乳品，且卫生、方便、安全、经济。母乳喂养是最好的喂养方式。母乳中营养充足，比例适宜，能促进婴儿免疫力成熟，抵抗疾病。母乳中的蛋白质以乳清蛋白为主，易吸收，能与需铁细菌争铁，从而抑制婴儿肠道中依赖铁生存的细菌，防止腹泻；此外母乳中含有多种炎性因子，使得母乳含有丰富的牛磺酸，对婴儿的神经系统发育起着重要作用。

母乳喂养有比较好的心理效应作用，婴儿行为受母亲哺乳行为和乳汁分泌的影响，婴儿的性格塑造、气质和潜能与母乳喂养时的母婴间的心理交流、情绪传递和行为有密切联系。育婴员要积极宣传母乳喂养的好处，帮助母亲消除紧张、焦虑、烦躁、沮丧的情绪。

（1）母乳喂养的物品准备。

准备吸汗、宽松的衣服，不带托的，内衬是柔软、清洁、干燥的棉织品（吸收溢出的乳汁）的乳期乳罩，稍矮的的椅子（哺乳时使用），吸奶器等。

（2）母乳喂养的时间要求。

母乳喂养的时间以“按需喂养”为原则，如婴儿有吃奶愿望或者妈妈奶涨了，可以随时喂哺。2 ～ 7 天的婴儿需要 1 ～ 2 小时喂一次，间隔不超过 3 小时。

（3）判断母乳充足的指标。

喂奶时伴随婴儿的吸吮动作有“咕噜咕噜”的吞咽声；哺乳时乳母有下乳感，哺乳后乳房变柔软；婴儿感到满足，表情快乐，反应灵敏，入睡时安静、踏实；婴儿每天换尿布8次左右，大便2～4次，呈金黄色糊状；婴儿体重平均每周增加150g左右，满月时增加600g左右。

资料链接

母乳中营养最丰富的就要数开头几天的乳汁了，医学上称为“初乳”。它色黄质稠，量少（10～40ml）。有人认为这种奶脏而将之弃去，实在可惜。要知道，初乳中含有婴儿生长发育不可缺少的营养成分和抗病物质，因此，即使初乳很少或准备不喂奶的妈妈也一定要记住把初乳喂给孩子。

（4）母乳喂养姿势。

侧位法：母亲一手搂着婴儿，并稍稍垫高婴儿的头部，使婴儿的嘴和乳母的乳头成水平状，以利于婴儿吸吮乳头。

坐位法：母亲坐在较低的椅子上，把婴儿放在大腿上，一只手托住婴儿的背部或臀部，另一只手扶住乳房。

（5）母乳喂养正确步骤。

刺激：哺乳时母亲将拇指放在乳房右上方，其余四指放于乳房下，成“C”形托起乳房。先用乳头贴近并接触婴儿嘴唇。

张嘴：在婴儿的嘴张大，像打哈欠的样子舌向外伸展的一瞬间，将婴儿进一步贴近乳房。

含乳：顺势将乳头送入婴儿口中，让婴儿含住乳头和大部分乳晕。

吸吮：吸吮时面颊鼓起。下嘴唇外翻，能看见吞咽动作或听见吞咽声。

离开：轻按婴儿的嘴唇下方，温柔停止哺乳。

2. 人工喂养

如果母乳分泌很少或因其他原因不能进行母乳喂养，就需要用代乳品喂养婴儿，这称为人工喂养。

人工喂养的优点：人工喂养婴儿的工作可以由母亲外的其他人来分担，减轻母亲的负担，让婴儿和更多的家人亲密接触；便于掌握喂奶的量，每次婴儿吃了多少毫升的奶易于统计。

人工喂养的缺点：可能由于消毒不严格引起婴儿腹泻或胃部不适；需要购买奶粉及

很多器具，没有母乳喂养经济；需要掌握一系列的调配制奶、消毒等技术，没有母乳喂养便利。

（1）配方乳。

在没有母乳的前提下，配方乳是最好的选择，特别是母乳化的配方乳。冲泡配方乳时提倡用烧开的自来水。矿泉水冲奶易导致婴儿便秘。冲调奶粉水温控制在 40 ～ 50℃最为适宜。

（2）人工喂养步骤。

步骤一：冲好奶后，将奶瓶倒置，检查奶的流速，以每秒钟流出 2 ～ 3 滴适宜。

步骤二：倒几滴在手腕上，检查奶的温度，以微温为宜，如图 2－1 所示。

步骤三：将瓶盖松开少许，使婴儿吸奶时，空气可进入瓶里，便于婴儿吸吮。

步骤四：出生后 10 天左右，要利用婴儿的吸吮反射，摸婴儿靠近成人身体一侧的脸颊，婴儿应该会转过头并张开嘴。如果没有这样做，在奶嘴上滴几滴奶，去接触其嘴唇，让其尝味道。如图 2－2 所示。

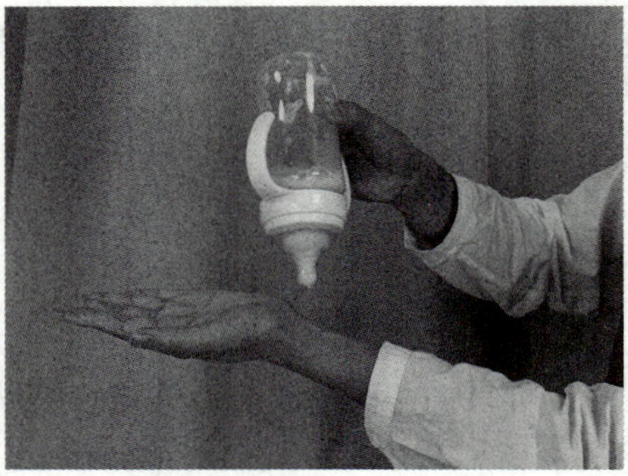

图 2－1　检查奶的温度

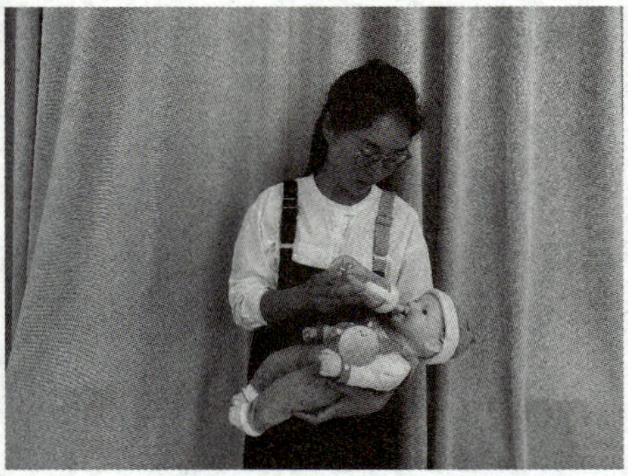

图 2－2　让婴儿尝味道

步骤五：喂奶时，成人倾斜着拿稳奶瓶，让奶嘴充满奶液排出空气。

步骤六：喂完奶后，要把婴儿抱直，轻拍后背使其打嗝，排出婴儿胃内空气，以免吐奶。

3. 混合喂养

如果母乳不足，需添加代乳品，使婴儿吃饱，维持正常的生长发育，这称为混合喂养。混合喂养虽然不如纯母乳喂养好，但在一定程度上能保证母亲的乳房受到婴儿的吸吮刺激，从而维持乳汁的正常分泌，婴儿每天能吃到部分母乳，对婴儿的健康也有益。混合喂养包括补偿法和代授法。

补偿法：先母乳，接着补喂一定数量的代乳品，适用于 6 个月以前的婴儿。

代授法：一次喂母乳，一次喂代乳品，轮换间隔喂食，适合于6个月及以后的婴儿。

二、生活照料

（一）婴儿睡眠

人体生长激素的分泌在深睡1小时后逐渐进入高峰，晚上10时至次日凌晨1时为分泌高峰期。充足的睡眠会使婴儿长得又高又快，还可以促进蛋白质的合成及婴儿智力的发育。婴儿睡眠不足会使婴儿神经调节功能紊乱，抵抗力下降，导致各种疾病发生。

1. 睡眠特点与规律

现代研究证实，因睡眠不足导致代谢紊乱还会造成婴儿肥胖。因此规律睡眠对婴儿来说非常重要。0～6个月婴儿每日睡眠规律可参照表2－3。

表2－3　0～6个月婴儿每日睡眠规律参照表

月龄	白天睡眠次数	白天每次睡眠时间	合计
1～3个月	4次	1.5～2小时	18小时左右
4～6个月	2次	2小时左右	15～16小时左右

小案例

“夜郎哭”指白天睡，夜里却醒着玩，睡眠颠倒的婴儿，这是由于婴儿的神经系统发育不完全造成的，需要对婴儿进行反复训练，才能使其建立白天活动、晚上睡觉的规律。

思考：你认为该如何改正有“夜郎哭”症状的婴儿呢？

2. 适宜的睡眠环境

婴儿睡觉需要适宜的环境，如卧室应该选择向阳、宽敞、安静的房间，房间应选择暖色调，室温保持在18～22℃，相对湿度在50%～60%为佳；婴儿床要表面光滑，软硬适度，保证婴儿的脊柱发育；床上用品柔软适度，不宜过厚，枕头高度3～4cm为佳。

3. 良好的睡眠习惯

（1）定时上床。让婴儿有一个固定的睡眠时间，使婴儿的生物钟就像闹钟一样，到时候婴儿就会感到困倦。

（2）盥洗清洁。睡前半小时给婴儿洗个温水澡，或在睡前用温水给婴儿洗手、洗脸、洗屁股、洗脚，让婴儿感到清洁舒适，肌肤和神经得到充分放松，有利于睡眠。

（3）脱衣睡眠。给婴儿换上宽松的睡衣，这样有利于婴儿全身肌肉放松，促进血液循环和呼吸，婴儿会睡得踏实。

（4）陪伴入睡。抱婴儿上床，并陪伴他一会儿，通过轻柔的语言、儿歌或者保持安静，让婴儿有一种安全、宁静的感觉。

（5）理想睡姿。侧卧是婴儿较理想的睡姿，侧睡时脊柱前倾，两腿自然弯曲，双臂自由放置，全身肌肉最大程度放松。同时让婴儿体验多种睡姿，这样可以锻炼婴儿活动能力，为爬行打下基础。

（二）婴儿大小便

1. 婴儿大小便的特点

母乳喂养的婴儿，大便呈金黄色、稀糊状；人工喂养的婴儿，大便呈淡黄色且较干，混合喂养的婴儿大便介于两者之间。

婴儿的胎便一般在出生后 3 ～ 4 天内排尽，并转为正常的黄色粪便。婴儿每天大便次数不定，一般为 2 ～ 5 次，母乳喂养的婴儿大便次数要多一些。婴儿的小便每天应该在 6 次以上。

2. 婴儿把便

帮助婴儿学会控制大小便，为培养健康的行为和生活方式打下基础。婴儿 2 个月就可以开始把便。对婴儿进行把便应做到：观察婴儿的生活规律，在睡醒及吃奶后把便；把便姿势正确，让婴儿的头靠在大人的身上，大人的身体稍稍前倾；给予婴儿条件刺激，如用“嘘嘘”声诱导排尿，“嗯嗯”声促进大便。

（三）婴儿抱放

1. 横抱姿势

将婴儿的头靠在左肘弯处，手臂支撑婴儿的肩和背，手腕和手抱住婴儿。右手支撑臂部。如图 2－3 所示。

2. 竖抱姿势

将婴儿的头靠在成人的肩膀上、身体贴在成人的胸部，竖抱可以增加婴儿与母亲的距离，加强婴儿自身的安全感，也能一定程度上增加亲子关系，拉近距离感。婴儿的脸与成人的脸距离 20cm，这个距离可以一定程度增加亲切感。如图 2－4 所示。

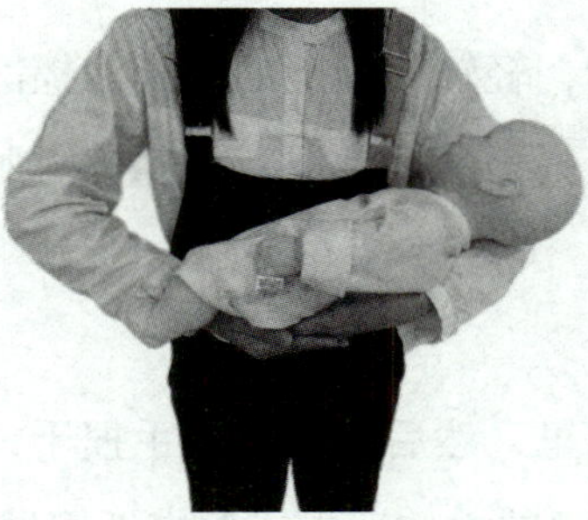

图 2－3　横抱姿势

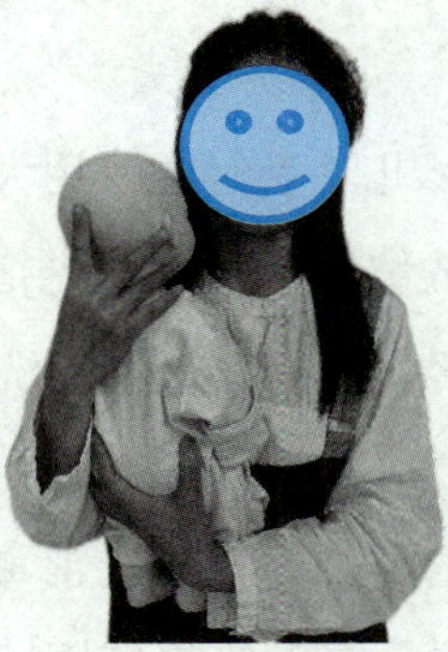

图 2－4　竖抱姿势

3. 放下姿势

支撑婴儿的头部，托住婴儿的颈和背，将婴儿放下。时刻注意放下婴儿时要动作轻，婴儿的身体很软，动作过大会为婴儿带来不适感，甚至还会造成婴儿肢体受伤。

（四）给婴儿穿脱衣裤

1. 穿衣服

（1）一只手从衣服袖口伸入，另一只手将婴儿的手送入袖口。

（2）握住婴儿的手，将袖子拉至婴儿肩膀处。

2. 穿裤子

一只手撑开裤腿，另一只手将婴儿的脚送入裤口。给婴儿穿裤子要注意修剪指甲，防止刮伤婴儿皮肤，同时应注意动作轻柔。

3. 穿连衣裤

将连衣裤放在床上，先穿下身，后穿上身，如图 2－5 所示。婴儿着连衣裤较多，此类服饰便于婴儿灵活行动。

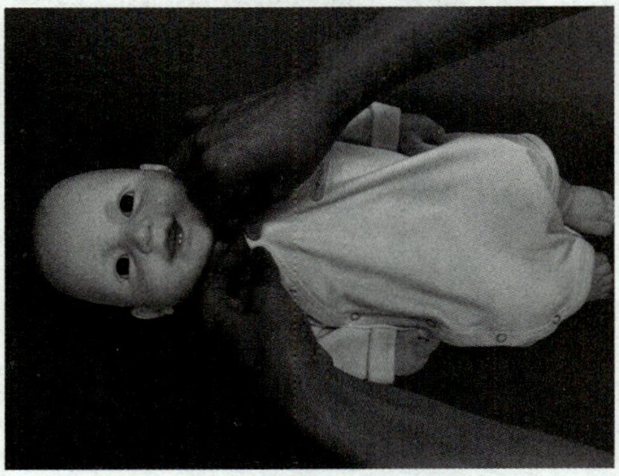

图 2－5　穿连衣裤

4. 脱衣服

（1）一只手握住婴儿肘部，另一只手拉住袖口。

（2）一只手稍稍抬起婴儿的头背部，另一只手迅速将衣服从婴儿身体下抽出。

（五）婴儿清洁与卫生

皮肤具有保护身体不受病菌入侵的作用，还有调节体温、感受刺激、排泄废物的作用。经常为婴儿清洗，可使婴儿皮肤保持干净、卫生，有助于婴儿身体健康。

1. 洗手

较小的婴儿洗手时，可用大团的棉花擦婴儿手指，轻轻分开他的手指，擦净里面的污垢。较大的婴儿洗手时，先把他的衣袖卷起或推上去，然后淋湿双手，擦点肥皂或洗手液，帮他轻轻揉搓，最后冲洗干净。

2. 洗脸

（1）眼的清洁。取一支消毒棉签，将其浸在温水里，然后取出并用手捏干，由眼的内侧向外擦拭；换一支棉签擦拭另一只眼；最后用干净的柔软毛巾或餐巾纸擦拭。

（2）耳的清洁。用拧干的小毛巾擦洗耳朵，注意只擦耳郭和耳朵背面，每只耳朵用一个干净棉球，然后把耳朵拭干。

（3）鼻的清洁。天气干燥或室内比较干燥时，有的婴儿会因鼻子堵塞哭闹不止，此时可用消毒棉签蘸温热水后，滴一滴水在婴儿的鼻腔中。

（4）脸的清洁。用柔软湿润的毛巾轻轻擦掉脸上的口水及奶水，擦口鼻周围及两颊。清洁以后用婴儿专用润肤涂于脸部。

3. 洗澡

（1）调节室内温度，使之保持在 23 ～ 26℃。

（2）调节水温于 37 ～ 38℃，水深 10cm 左右。

（3）依次摆好包布、衣服、尿布，铺好洗澡巾。

（4）脱掉婴儿的衣服，用洗澡巾裹好。

（5）将裹好的婴儿放在膝盖上，再将婴儿抱入盆中。

（6）将婴儿仰卧放在澡盆里，用手托住头，用手指护住两耳。

（7）按头部—躯干—四肢顺序依次轻柔、迅速清洗。

（8）将婴儿抱到膝盖，再用洗澡巾将婴儿裹好。

（9）将婴儿放在铺好的包布上，穿上衣服。

三、疾病护理

（一）患病婴儿基础护理

1. 观察婴儿的异常反应

婴儿感到不适的主要反应是啼哭，在排除饥饿、排大小便等因素后，应仔细观察。

检查婴儿全身。将婴儿的头、躯干、四肢稍用力抚摸一遍，再查看后背、颈下、腋窝、大腿根部等部位，如果手触及疾病部位，婴儿便会哭闹或推开成人的手。

观察婴儿的日常活动。如婴儿对周围环境中突然出现的噪声反应迟钝，应检查是否出现听力问题；婴儿看东西很近或头歪着，要考虑是否斜视。

观察婴儿的精神状态。如果婴儿面色红润、眼睛有神、正常玩耍，食欲好，说明病情不重；若婴儿面色发白，眼睛无神，哭声无力或异常，不吃奶，烦躁不安或嗜睡，频繁呕吐或腹泻，则说明病情加重。

2. 给患儿喂药

给患病婴儿喂药时应注意：喂药器具勿伸入婴儿口腔太深的部位；调和药物的开水要降至温凉，水温过高会破坏某些药物的有效成分；保持喂药环境的安静，负责喂药的大人态度要和蔼，充满爱心；若药物不是必须饭后服用，则最好让婴儿在吃奶前吃药，因为婴儿在饥饿状态下，会自然张口吸吮。

3. 患病婴儿的饮食护理

感冒和咳嗽忌补。乳母平时忌辛辣刺激食物，如葱、姜、韭、辣椒等物。还忌海鲜发物，少吃肥肉，以免生痰助湿。

急性发热或高热。乳母多食用富含维生素的清淡食物，如西瓜汁。忌食辛辣刺激、海鲜发物以及高蛋白饮食，如辣椒、牛奶、豆浆、鸡蛋。

腹泻患儿宜少量多餐，忌食油腻。乳母可多食苹果。

厌食患儿应多吃清淡、助消化的食物。

（二）常见皮肤疾病的防护

0～6个月婴儿常见的三种皮肤疾病和处理方法见表2-4。

表2-4　0～6个月婴儿常见的三种皮肤疾病和处理方法

疾病	产生原因	症状表现	发病部位	日常护理
乳痂	婴儿父母皮屑过多或患过脂溢性皮炎；哺乳妈妈和婴儿的饮食中油脂含量高	油腻的分泌物；鳞状的有硬皮的白色片状皮疹	前额；头皮；耳后	在清洗后涂抹上婴儿油；每天使用专用洗液清洗乳痂
尿布疹	潮湿，尿液刺激皮肤，真菌的生长	小红疹或皮肤粗糙；小疱疹疼痛；没有瘙痒	臀部；大腿；下腹和生殖器	保持干燥；尽可能使该区域暴露；抗真菌药外用
湿疹	过敏原	干燥的红色皮肤；有时疱疹会有渗出或破溃；中度瘙痒	面颊；颈部；耳垂后面；手腕和肘部内侧；膝盖后方	凉爽的环境；宽松的衣物；使用消毒凡士林保持皮肤湿润

四、意外伤害与预防

意外伤害是指各种意外事故所引起的人体损伤。0～6个月婴儿易受伤的潜在危险如表2－5所示。

表2－5　0～6个月婴儿易受伤的潜在危险

年龄	发展特质	潜在危险
0～3个月	稍微能控制头部在床上移动	跌落，在床上窒息，手指卡在床垫和床之间，洗澡时受伤
3～6个月	能控制头部，能翻身，会将手放入口中	小东西入口造成卡住喉咙，危险物品放置在其伸手可及的地方

婴儿常见的意外伤害有意外窒息、跌伤、进入异物、烧烫伤，其预防措施如下。

1. 意外窒息

预防意外窒息，可采用以下措施：用母乳喂奶的母亲必须抱起婴儿坐着吃奶，不能躺着喂奶；不要让婴儿睡在枕头或蓬松的寝具上，比如鸭绒被或皮毛垫上，应让婴儿仰卧睡。

2. 跌伤

预防跌伤，可采用以下措施：不要让婴儿独自睡在没有栏杆的床上；婴儿在小车或较高的地方，身边最好有人看护；抱婴儿下楼时，注意扶手，避免绊倒；给婴儿换尿布或衣服时，不要离开婴儿。

3. 进入异物

眼睛、鼻腔、咽喉、食道、气管等均可进入异物，育婴员或家长应该随时检查婴儿手中或身上是否携带尖锐、细小的珠子或其他异物。

4. 烧烫伤

育婴师或家长应该防止婴儿接触火源，家中被褥等布制品也应该远离火种，时刻看护照顾婴儿，以防不慎接触火源，造成烧烫伤。

第三节　0～6个月婴儿的教育

婴儿时期是心理发展和学习的关键期，在这一时期，婴儿的智能发展日新月异，此时最易获得知识和行为经验，是学习的关键期。刚出生的婴儿并不是只会吃奶睡觉，其实有视觉、听觉、味觉、触觉。婴儿接受的刺激越丰富，其大脑的功能越强。

大脑的早期经历很重要，人们经常用“机会之窗”这一词语描述早期经历的重要性。本节从动作、语言、认知、情感与社会性及艺术启蒙五个方面阐述0～6个月婴儿的教育发展问题。

一、动作发展与教育

婴儿的动作发展包括躯体和四肢的动作发展。动作本身并不是心理，但是动作和心理发展有密切的关系，心理的发展离不开人的活动，人的活动又是在神经系统支配下通过动作来完成的。动作的发展在一定程度上反映大脑皮层神经活动的发展。因此，人们常把动作作为测定婴儿心理发展水平的一个指标。婴儿期是开发运动潜能的敏感期，“三翻、六坐、七滚、八爬、周会走”是最经典的育儿老话了，意思是婴儿三个月会翻身，六个月会坐，七个月会来回滚，八个月会爬，一岁会走。

（一）躯体的发展

婴儿的大肌肉活动主要是手臂、腿部和身体肌肉的各种活动。婴儿最初的大肌肉活动包括转头、抬头、摇手臂和踢腿，随后可增加到爬行等动作。小肌肉动作从无意识的触摸到有意识的抓握。

出生后12小时，婴儿已出现“眼球震动”运动，在第3、4周间，已有眼睛逐物运动，学习转头；3～4个月俯卧时可抬头并开始学习翻身，这一时期是婴儿学习翻身的关键。5～6个月婴儿的身体已经很硬朗了，会侧卧，会主动翻身；大约6个月时，婴儿开始学着控制臀部、膝、腿脚，能有依靠地初步坐立，但只能坐几秒钟。到了7个半月，就能够独自坐着了。

小案例　拉拉坐与靠靠坐

拉拉坐：宝宝仰卧在小床上，成人双手握住他的手腕，拇指放在他的手里，让他握住，然后慢慢用力拉，使他从仰卧到坐起，借助成人的力量，宝宝只要在牵拉下能坐起就可以。一边做，一边念儿歌：“拉大锯，扯大锯，外婆家，唱大戏，妈妈去，爸爸去，小宝宝，也要去。”

靠靠坐：用枕头等物品垫着宝宝的背部，使其靠坐起来，把玩具放在宝宝够得着处，让宝宝坐立玩耍。经常练习，有的宝宝在6个半月时就能独自坐立了。

（二）下肢动作的发展

出生2个月之后，婴儿的双脚遇到阻力，弯曲的双腿就会用力反复蹬踏。4～5个月的婴儿，如果把他竖直抱起，让他用脚踩在成人的大腿或其他坚硬的表面，婴儿就能够支撑起自己身体的大部分重量。

（三）手眼协调能力的发展

1～2个月婴儿抓握反射消失，出现自觉抓握。3个月以后的婴儿喜欢用手无意识地抓东西，5～6个月的婴儿，能够手眼协调地够、抓东西。这时期是双手协调发展的关键时期，应多做抓、握动作训练。

小案例　斗斗飞

成人握住宝宝手腕或握住宝宝的小拳头，帮助其立起双手食指，让其两食指指尖接触，然后分开，可以配合音乐的节奏分合动作，边做边说“斗斗飞”。此游戏不仅可以提高婴儿的兴趣，还可以培养其手眼协调能力。

提问： 你还能想到哪些关于手眼协调能力的小游戏？

二、语言发展与教育

0～6个月是前语言理解阶段。在这个时期婴儿还不会与成人对话，又几乎不理解成人的语言，还没有产生真正意义的语言理解和语言表达能力。

（一）0～3个月婴儿的语言特点与教育

婴儿从出生后的第一次哭声起，就开始了语言发展的历程。“哭”让他们学习如何协调呼吸与发声，作为将来出声说话的基础；“吃”让他们运动口腔、咽喉肌肉，成为将来“发音咬字”的动力。这些“发声、口腔动作”的建立，是咿呀学语期（口语前期阶段）婴儿最主要的语言发展铺垫。

刚出生时，婴儿就会对声音作出反应，两星期左右能分辨人的嗓音与其他声音的区别，快满两个月时，婴儿开始懂得他听到的讲话中流出来的感情。这时“发音训练课程”就开始了。婴儿会发出各种简单的音如“a、e、k、h”。一开始，婴儿由于自己用唾沫发出的声音感到新奇而“咕咕噜噜”响个不停。后来，由于成人对婴儿的声音报以微笑，发出赞许声并轻轻抚摸他的腹部模仿他的发音或与他一对一答时，婴儿会更起劲“咿咿呀呀”地和成人“说”。

（二）4～6个月婴儿的语言特点与教育

4～6个月是音调表现阶段。出生3个月后，开始能发出[ɑ][o][e][i][u]等韵母，声母还很少出现，有些婴儿能发出[h][m][d][b]等，还可出现鼻元音和卷舌音。5个月后婴儿开始大量出现连续音节，hɑ-hɑ，nɑ-nɑ-nɑ，开始出现许多复杂的语音，但不要认为这是有意义的说话，而只是婴儿自发的发音现象。

5～6个月时，“动作语言”已明显表现。这时婴儿虽然不能与成人讲话交流，也不能理解成人语言，但已经可以借助动作来与成人交流。

小案例　哭一哭：鼓励婴儿发声

当宝宝开始哭泣时，成人要关注并判断宝宝哭泣的原因，如果没有严重的身体问题，不必急于停止宝宝的哭声，可以让他哭出声音一会儿，以锻炼宝宝哭的能力。

提问：还有哪些训练方式可以锻炼婴儿的语言发展？

三、认知发展与教育

蒙台梭利认为，婴儿的早期教育应该以感官训练为主，因为婴儿是用他的感觉器官来感受身边的世界的，通过感觉、行走、触摸来使自己获得各种能力和技巧。感受训练能够让婴儿的感觉器官变得更加敏锐，能够培养婴儿的观察能力、判断能力、专注力和意志力，在婴儿的身体协调和完善上起到重要作用。

（一）触觉的发展

触觉是人体发展最早、最基本的感觉，也是人体分布最广、最复杂的感觉系统。触觉是新生儿认识世界最主要的方式，通过触摸感知事物是不可缺少的成长要素。

0～2个月婴儿的触觉发展以反射动作为主，这些反应都是为了自我保护或寻找食物。3个月的婴儿能用嘴和手去探索外界事物；6个月触觉感受遍布全身，能够利用身体各部位去感知环境。

（二）听觉的发展

听觉也是人体认识客观世界的重要感官。大部分婴儿出生在24小时后对听力刺激1～2次能引起反应，对大人说话声音也很敏感，一周后，听力发育开始逐渐成熟，对噪声敏感。

2个月婴儿对声音反应十分迅速，不论是陌生或熟悉的声音都能做出不同反应。

3～4个月能区分大人讲话声，听到妈妈的声音会高兴，4个月能分辨男女声，5～6个月对各种新奇的声音都感兴趣。

（三）视觉的发展

视觉也是婴儿认识客观世界的重要感官之一。刚出生婴儿的世界是黑白的，随着婴儿视觉系统的发育成熟，婴儿对色彩有了感受能力。一般3个月婴儿的视觉开始集中，能在短时间内注视彩色的玩具。4～6个月婴儿的视线能追视活动的玩具和走动的人，对声音有定向的反应，手的动作由没有目标和方向伸出挥动到学会抓握悬挂的玩具，两手摆弄玩具，翻身取玩具。

小案例 移动摇铃

拿一个漂亮的摇铃或类似摇铃的玩具，在宝宝的视线内摇动，成人同时左右摇动，看看宝宝的眼睛是否能跟着看。如果没有什么反应，也不要着急，因为在1个月之内宝宝的发育速度是不一致的，有快有慢，只要成人耐心重复下去，宝宝很快就有反应。

提问：此活动能促进婴儿哪方面的认知发展？

四、情感与社会性发展及教育

婴儿情感与社会性发展在0～6个月属于关键时期，这一阶段的发展决定着婴儿日后的情感、性格和个性养成。

（一）情感的发展

婴儿的情感经历了由生理性向社会性发展的过程——婴儿在其原始情感的基础上，通过在社会环境的人际交往，产生具有社会意义的情感。此外，他们的情绪情感冲动外露。

1. 情感的发生

根据研究表明，婴儿各种情感的最早出现时间及经常出现时间如表2-6所示。

表2-6 婴儿各种情感的出现时间

类别	最早出现时间	经常出现时间
痛苦	1～2天	1～2天
厌恶	1～2天	3～7天
微笑反应	1～2天	1～3周
兴趣	4～7天	3～5周

续表

类别	最早出现时间	经常出现时间
社会性微笑	3～6周	2.5～3个月
愤怒	4～8周	4～6个月
悲伤	8～12周	5～7个月
惧怕	3～4个月	7～9个月
惊奇	6～9个月	12～15个月
害羞	8～9个月	12～15个月

不难看出，婴儿情感的发生主要可以分为以下三个阶段。

第一阶段（1周内）：痛苦、厌恶、快乐（微笑反应）、兴趣。引发因素：生理刺激、光、声。

第二阶段（1～4个月）：愤怒、悲伤、惧怕。引发因素：身体疼痛、身体悬空、失衡。

第三阶段（6个月后）：惊奇、害羞。引发因素：新异物体、陌生人。

2. 情感的表达

哭和笑是婴儿情感表达最直接的手段，是实现情感的交流功能的最重要手段。

（1）微笑的发展。

反射性微笑（0～5周）：又称"嘴的微笑"，与脑干和边缘系统兴奋状态的变化有关系，完全是生理性的。女婴表现更多。

无选择的社会性微笑阶段（5周～3个半月）：这时人的声音和面孔特别容易引起婴儿微笑。但婴儿不能辨认和区分不同的脸。实验表明，当人脸侧向时婴儿就停止微笑，而对假脸婴儿也会微笑。

有选择的社会性微笑阶段（3个半月以后）：这是一种真正意义的社会性微笑。

（2）哭的发展。

婴儿在0～6个月已有不同的哭。沃尔夫指出婴儿有四种不同模式的哭：有节奏的哭、愤怒的哭、疼痛的哭、不称心的哭，其表情和哭声都有细微的区别。

婴儿的哭的发展表现在：从生理性诱因的哭到社会性诱因的哭，从应答性、反射性的哭到主动的、操作型的哭。

（二）社会性发展

人的社会性指人在集体活动中所表现出的有利于集体和社会发展的利他性、服从性、依赖性以及更加高级的自觉性。婴儿时期的社会性主要表现在情绪、情感、自理以及交往能力上。

1. 单纯社会反应阶段

0～6个月是单纯社会反应阶段。婴儿通过自身发出的信号，如哭、笑、肢体动作、表情等对外界作出反应。其交往技巧主要是先天遗传的。两周的婴儿就能区别母亲和别人的心跳不同；三个月左右就能发出声音和展现特殊的婴儿式迷人微笑。

婴儿之间的交往很早就建立了，如一两个月以内的婴儿哭，其他的婴儿也会一起哭，这是一种声援、同情或者响应。5～6个月以后，一个婴儿哭，另一个婴儿会注视甚至抚慰他。

2. 亲子交往和同伴交往

在婴儿亲子交往阶段，最明显的表现就是亲子依恋形成。亲子依恋是从婴儿6～7个月和母亲之间建立的一种特殊的感情联系。在母亲身边时感到安全，而分离则引起焦虑。在陌生人出现时，母亲能使其感到安慰。在饥饿和寒冷时，也首先企图接近依恋对象。

10个月以前婴儿的同伴交往是以“客体为中心”，交往集中于玩具和物品，而婴儿之间常常是互不理睬的，只是偶尔发生短暂的注意。

小案例 亲子关系：和宝宝聊谈

妈妈把宝宝抱在怀里，对着宝宝做多种表情，看他的反应，同时伴以轻轻的呼唤。妈妈用亲切柔和的声音、富有变化的语调跟宝宝“聊天”，多讲一些与宝宝密切相关的事情，可以告诉他正在玩的玩具的名字，可以把宝宝的照片、爸爸妈妈的照片一一指给他看，边看边讲。这样的活动可以训练宝宝的视听觉及理解语言能力，引发宝宝愉快的情绪，培养宝宝爱说话的良好习惯。

五、艺术启蒙

0～6个月婴儿对音乐的感知主要表现为：感知不同物体的声音，辨别声音的位置，产生对音乐的兴趣和初步的美感。国内外的许多研究表明，即使是婴儿，对于声音和音乐也有着一种天生的敏锐与反应。婴儿还对音乐有明显的偏爱性，喜欢轻柔、旋律优美、节奏鲜明的音乐曲调，在聆听这些美妙的声音时，他们会情绪稳定、注意力集中。

新生儿出生2天就可以对声音做出反应。

1个月开始寻找声源，声音高低的变化会引起心脏速率的相应变化，能发出三四个音调。

2个月喜欢聆听乐曲和歌声，能配合音调变化进行“音乐交流”。

3个月能从其他声音中辨出人的话音，能辨别出相距两个八度音程的两个音调。

4个月开始对音乐做出积极反应。

5个月开始对韵律和音调做出反应，能够分辨出相差只有半个音的音调。

6个月对音乐源表现既兴奋又惊讶，对音乐表现出肢体反应，常随着音乐摇摆或跳动，能和着音乐的旋律发出呀呀声。

小案例　摇摆唱歌

选择一首简单的歌曲唱给宝宝听，并让他随歌声摇摆身体。当成人把宝宝抱在膝上或抱着他走动时可以尝试此活动。如果宝宝很清醒且有兴趣时，还可以加入一些跳跃动作。

本章小结

本章主要介绍了0～6个月婴儿保育与教育的特点和规律，系统阐述了0～6个月婴儿的生理特点和心理特点，介绍了婴儿在刚出生这一时期的营养、喂养、教养等方式。同时对婴儿这一时期的动作、语言、认知、情感与社会性及艺术启蒙进行系统阐述。婴儿保教结合缺一不可，只有从多方面对婴儿进行培养抚养，婴儿的感官才能得到更好的发展。

同步练习

一、选择题

单选题

1. 0～6个月婴儿喂养方式包括母乳喂养、人工喂养和（　　）。

A. 混合喂养　　B. 亲子喂养　　C. 科学喂养　　D. 理论喂养

2. 对于婴儿来说，0～6个月是语言发展的（　　）。

A. 音调变现阶段　B. 动作语言阶段　C. 发声阶段　D. 前语言理解阶段

3. 0～6个月的婴幼儿出现情感社会化开端的标志是（　　）。

A. 社会性微笑　B. 社会性反应　C. 社会性哭泣　D. 社会性惊讶

4. 0～2个月的婴儿触觉发展以（　　）为主。

A. 社会性情绪　B. 具体性思维　C. 反射动作　D. 想象能力

5. 5个半月到6个月的婴儿能够抓取东西，做到（　　）。

A. 手眼协调　B. 手口点数　C. 肌肉完全成熟发展　D. 大小肌肉完全协调

二、判断题

1. 为培养婴幼儿的饮食行为，应鼓励0～6月婴儿自己用手或用勺进食。（　　）

2. 婴儿配方奶粉不能完全替代母乳。（　　）

3. 尿布疹的症状表现为小红疹或皮肤粗糙、小疱疹疼痛、没有瘙痒。（　　）

4. 听觉是人体发展最早、最基本的感觉，也是人体分布最广、最复杂的感觉系统。（　　）

5. 0～6个月是单纯社会反应阶段。婴儿通过自身发出的信号，如哭、笑、肢体动作、表情等对外界作出反应。（　　）

三、简答题

1. 简述婴儿动作发展的规律。

2. 简述婴儿亲子依恋的发展过程。

3. 户外活动对0～6个月婴儿有哪些作用？

四、思考题

一些年轻妈妈为了保持体形，不愿用母乳喂养孩子，认为可以用婴儿奶粉替代母乳。你如何看待上述现象？如果正确，说说其中的道理；如果不正确，请阐述你的理由。

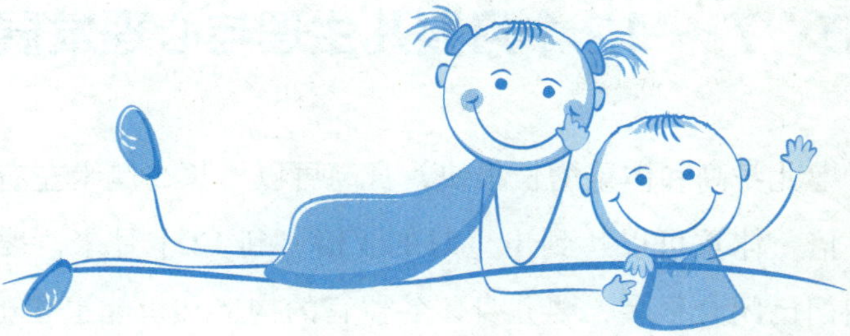

第三章　7～12个月婴儿的保育与教育

学习目标

知识目标

1. 熟悉 7～12 个月婴儿的发育、发展规律
2. 掌握 7～12 个月婴儿的保育目标和要点
3. 掌握 7～12 个月婴儿各领域发展目标和重点训练项目

技能目标

1. 能进行 7～12 个月婴儿发展状况的分析评价，并能对存在问题作出简单指导
2. 能针对 7～12 个月婴儿常见问题提出指导方案
3. 能对 7～12 个月婴儿进行有针对性的教育活动设计

情感目标

1. 具备婴幼儿照护、早期教育教师、托育服务等相关从业人员基本职业操守
2. 关爱婴儿的身心发展，对婴幼儿的保育、教育指导工作具有专业性、可操作性

教学导入

明明快 11 个月了，还没经历过爬行练习却能独立站立，偶尔还能摇摇晃晃地学习走路了，爸爸妈妈为此感到很开心，直夸明明真聪明。在生活中，像明明这样越过爬行阶段直接开始学习走路的小朋友非常多，但有的小朋友还是需要到 12 个月以后才能走稳走好，甚至很大了还是不会爬，爸爸妈妈认为不会爬又何妨，会走路就可以了。

问题：婴儿越过爬行练习阶段，直接开始练习走路，是因为聪明吗？爬行阶段可以跨越吗？为什么？

第一节　7～12个月婴儿生理与心理发展概述

在这半年里，婴儿身高和体重增长很快，身高可以增长5厘米左右，12个月时身高可达出生时的1.5倍，体重可以达到出生时的3倍。到12个月末，婴儿一般应该已出牙6～8颗，前囟门已闭合很多，婴儿身体各器官的构造和机能也在迅速发育和成熟的过程中。因此，此阶段要注意膳食营养搭配，以保证食物能提供给婴儿足够的营养，促进大脑发育。婴儿的身体在逐渐强壮，但仍是最柔弱的群体，因此需要成人继续精心护理。

一、7～12个月婴儿生理发展概述

（一）7～8个月婴儿发育、发展规律

1. 7～8个月婴儿概况

随着婴儿动作的发展，婴儿的视野越来越开阔，独坐能看到360°的“世界”，喜欢到外面玩耍，看各种新奇的事物，喜欢模仿简单的动作，看见照顾者或熟悉的人会表现出开心。

2. 7～8个月婴儿生长发育情况

见表3-1。

表3-1　7～8个月婴儿生长发育情况

性别	平均身长（cm）	平均体重（kg）	平均头围（cm）
男孩	71.2	9.05	44.8
女孩	69.6	8.41	43.6

（二）9～10个月婴儿的发育、发展规律

1. 9～10个月婴儿概况

身体运动能力飞速发展中，坐、爬、站立切换自如，手膝爬行越来越灵活，认知能力发展迅速，开始观察细小事物，喜欢抠洞洞，知道一些简单的因果关系，比如开灯、关灯。能听懂一些简单指令，模仿能力越来越强。

2. 9～10个月婴儿生长发育情况

见表3-2。

表 3-2　9～10个月婴儿生长发育情况

性别	平均身长（cm）	平均体重（kg）	平均头围（cm）
男孩	74.0	9.58	45.8
女孩	72.4	8.94	44.3

（三）11～12个月婴儿发育、发展规律

1. 11～12个月婴儿概况

婴儿开始尝试走路了，活动范围增大，喜欢开关抽屉，喜欢把物品随意“搬家”，有时还会做些小破坏，开始有自觉思维，会“察言观色”，听到严厉的“批评”时会委屈大哭。

2. 11～12个月婴儿生长发育情况

见表 3-3。

表 3-3　11～12个月婴儿生长发育情况

性别	平均身长（cm）	平均体重（kg）	平均头围（cm）
男孩	76.5	10.05	45.7
女孩	75.0	9.40	45.1

二、7～12个月婴儿心理发展概述

（一）7～8个月婴儿主要发展特点

1. 动作能力发展

俯卧时能用四肢支撑身体，腹部离开地面。能手膝爬行，能自己坐起来、躺下去，独坐自如。能扶物站立。能用拇指和其他手指捏住小物体，会把两块积木握在手中对击、传递，喜欢撕纸，喜欢把手指伸进小洞里。

2. 语言能力发展

能听懂成人简短的指示性语言，能清晰、重复发出 baba、mama 音节。

3. 认知能力发展

有人叫自己的名字时会关注，有初步的模仿能力，开始用肢体语言交流，如：用手势表示再见、谢谢，用摇头表示不要。

4. 情感与社会性发展

对主要照料者依恋，喜欢被熟悉的人逗乐，对陌生人表现出警惕、退却、回避、拒绝等。对大人的委屈和兴奋等不同的表情有察觉。当手中玩具被拿开时会发脾气或大哭。

（二）9 ～ 10 个月婴儿主要发展特点

1. 动作能力发展

手膝灵活地向前爬行，尝试着扶物横走、坐下。能做出双手抛掷、倒出、放入等动作，并能双手熟练地配合。能熟练地用拇指和食指的指端捏住小物体（二指捏）。

2. 语言能力发展

能听懂部分成人的语言，开始用声音表示要求，逐渐形成某些语言和动作之间的关联，明白“可以”和“不”的意思。

3. 认知能力发展

知道周围熟悉的人及物的名称，会用眼睛注视所说的人或物；开始知道简单的因果关系，会寻找藏起来的东西，能指认五官和身体部位，喜欢熟悉的环境，会玩按钮类的玩具。

4. 情感与社会性发展

会简单的动作模仿，能用肢体动作与人交往。对成人表示肯定或否定的面部表情有不同的反应，受到批评时会哭，当手中的玩具被拿走时会表现出强烈的反抗。

（三）11 ～ 12 个月婴儿主要发展特点

1. 动作能力发展

手膝爬行越来越快，独站稳，扶物可行走，独自行走几步。会从大罐子中取物、放物。喜欢扔东西，会将大圆圈套在木棍上。手指协调能力更好，能用食指独立地抠物体，能五个手指并用抓起积木入盒，剥糖纸。

2. 语言能力发展

能听懂与自己有关的日常生活指示语言，例如“门在哪里呢？”；会主动模仿叫“爸爸”“妈妈”等；会用动作表示同意或不同意。

3. 认知能力发展

会分辨甜、苦、咸等味道和香、臭等气味。喜欢看图画，能指认经常接触的物品或某些身体器官名称。关注比较细小的物品，喜欢摆弄、观察玩具及实物，能利用工具帮助获取物品。

4. 情感与社会性发展

看到照料者会伸开手臂想要抱抱，对陌生人表现出害怕、拒绝等行为。喜欢重复地玩，会注视也会伸手去触摸同伴。会用动作等方式向成人索取感兴趣的东西，初步具有保护自己物品的意识。喜欢尝试，喜欢探索以及情感交流活动，当言行得到认可时会高兴地重复。能理解成人的肯定或否定态度，还能采取不同的方式表达愤怒、焦急、害怕等不同情绪。

第二节　7～12 个月婴儿的保育

婴儿时期是人生的基础阶段，也是一个特殊的阶段。在这一时期婴儿的生长发育仍然非常迅速。半岁后，没有了母体抗体的保护，抵抗力有所下降，所以保育工作尤为重要。此阶段要给予婴儿及时的照料与回应，与婴儿建立良好的互动和照料节奏，逐步让婴儿适应生长的自然环境，形成有规律的生活。

一、营养与喂养

婴儿出生后，需要在三种食物段进行科学喂养，有人将其形象地比喻为三级火箭。如一级火箭为母乳喂养，二级火箭为配方奶衔接和泥糊状食物的添加，三级火箭为固体食物期到自然食物均衡膳食的合理喂养。

（一）7～12 个月婴儿营养与喂养目标要求

适当添加辅食，满足安全、卫生、膳食营养需求，促进婴儿正常的生长发育。做好合理的膳食安排，为婴儿养成良好的饮食行为习惯做好准备。

（二）7～12 个月婴儿营养与喂养保育要点

1. 继续母乳喂养

母乳是婴儿成长最自然、最安全、最完整的天然食物，应继续进行母乳喂养，如果不能继续母乳喂养，则使用配方奶喂养。每天奶量从 700 毫升逐渐减少到 500 毫升，从以母乳为主食，逐步过渡到以谷类为主食。

2. 及时添加辅食

辅食添加从富含铁的泥糊状食物开始，遵循由一种到多种、由少到多、由稀到稠、由细到粗的原则。辅食不添加糖、盐等调味品。添加新的食物时要密切观察婴儿是否有皮疹、呕吐、腹泻等不良反应。

3. 及时喂养回应

7～12个月婴儿正是辅食添加阶段，由于食物转化不适应，婴儿不宜一次吃饱，因此应注意观察婴儿所发出的饥饿的信号，并及时、恰当回应。同时也要关注到婴儿发生的饱足信号，不强迫喂食。

4. 培养进餐习惯

提倡回应式喂养，在喂养的过程中除了关注婴儿的反馈外，还要鼓励婴儿尝试自己进食，为婴儿提供适宜自主进餐的食物，培养进餐兴趣和进餐行为习惯，帮助婴儿建立健康的饮食行为。

（三）7～12个月婴儿的膳食管理

1. 7～8个月婴儿膳食管理

（1）7～8个月婴儿的基本情况。

1）7个月的婴儿一般有2～4颗乳牙，是学习咀嚼的关键期；

2）该阶段是接受食物味道多样性的良好时机；

3）开始尝试独自喝水、自己喂食。

（2）7～8个月婴儿的饮食建议。

1）从细颗粒状食物过渡到粗颗粒状食物，可添加稀粥或碎碎面；

2）添加辅食油，一天5～10g，例如核桃油、橄榄油。

3）逐步添加红白肉泥，肉泥添加后可逐步与蔬菜混合喂养；

4）开始吃手指食物。

（3）7～8个月婴儿的喂养建议。

1）辅食温度在36～37℃；

2）喂养次数可减少为每天5次，间隔4小时左右，夜间停喂一次；

3）一天2～3次辅食，一天3～5次母乳或配方奶。

2. 9～10个月婴儿膳食管理

（1）9～10个月婴儿的基本情况。

1）长出4～6颗乳牙，咀嚼能力进一步加强；

2）活动量增大，食量也增大；

3）能够捧杯喝水。

（2）9～10个月婴儿的饮食建议。

1）从粗颗粒状食物过渡到小块状食物；

2）逐步添加硬的食物；

3）可逐步增加主食的黏稠度和硬度，例如稠粥、挂面、馒头等；

4）开始尝试添加蛋白和肝泥。

（3）9～10个月婴儿的喂养建议。

1）训练婴儿“自食其力”的乐趣；

2）一天辅食3～4次，喂奶3次，逐渐断夜奶。

3. 11～12个月婴儿膳食管理

（1）11～12个月婴儿的基本情况。

1）长出6～8颗乳牙；

2）逐渐过渡到一日三餐为主、早晚奶粉为辅的进餐习惯。

（2）11～12个月婴儿的饮食建议。

1）辅食添加以细、软、清淡为主；

2）可逐步添加软饭、菜糊、碎肉、水果丁等；

3）可添加豆制品；

4）食物多样化，注意营养搭配；

5）不随意添加保健食品，例如蛋白粉、牛初乳等；

6）水果、蔬菜和奶不宜混合；

7）五谷杂粮逐渐成为主食。

（3）11～12个月婴儿的喂养建议。

1）辅食逐步替代乳汁，进食时间逐步固定为正常的一日三餐时间；

2）尝试用小勺自己喂饭；

3）培养进餐习惯，定时定点进食；

4）一天三顿正餐，喂奶2次。

（四）7～12个月婴儿喂养指导建议

1. 制订膳食计划

根据婴儿生长发育情况，合理制订膳食营养计划，定制科学食谱，为婴儿提供生长发育所需营养物质。

2. 提供适宜的进餐环境

为婴儿提供轻松愉快的进餐环境和氛围，协助婴儿进餐，并鼓励婴儿自己进餐，对于婴儿的需要给予及时回应，顺应喂养需求，不强迫进食。

3. 加强进餐管理

食材选择要做到新鲜、安全、无污染，食物的大小要符合本月龄及婴儿个体需求，同时加强进餐安全看护，注意避免烫伤、异物入体等意外伤害的发生。

二、生活照料

（一）睡眠

睡眠是维持生命活动的基本生理需求，不仅能促进婴儿的体格生长，还能促进婴儿学习、记忆等认知的发展。婴儿期是睡眠节律及睡眠习惯养成的关键期，也是睡眠问题的高发期。有关数据显示我国 0 ～ 5 岁儿童中有 20.87% 存在睡眠问题，常表现为入睡困难、夜醒、打鼾、睡眠不足等。预防婴儿睡眠问题的发生，促进婴儿睡眠健康，提高婴儿身体素质，也是 7 ～ 12 个月婴儿保育工作的核心内容。

1. 7 ～ 12 个月婴儿睡眠目标要求

（1）每天应该保证 13 ～ 15 小时的睡眠时间。

7 ～ 12 个月婴儿每天的睡眠时间建议在 13 ～ 15 个小时，月龄越小，睡眠时间越长。但睡眠需求有较大的个体差异，不要求绝对满足推荐的时间，要结合婴儿生长发育情况和精神状态进行综合分析与调整。

（2）逐步断夜奶。

由于母乳消化较快，喂养间隔时间较短。随着月龄的增长、辅食的添加，夜间喂奶时间会逐渐延长。夜醒过多会影响婴儿睡眠质量，所以应该适时将喂奶与睡眠分开，同时也应注意在睡前一小时喂奶，避免因频繁喂奶、排尿影响睡眠。另外，应注意平衡膳食，挑食、偏食引起营养不良或维生素缺乏，也会影响睡眠质量。

（3）养成独自入睡、有一定作息规律的良好睡眠习惯。

为婴儿睡眠创造相对独立的空间，婴儿可以和父母同一房间，这样既可以满足婴儿情感需求，也方便家长照料。

从 7 个月以后，婴儿睡眠逐渐形成规律，午睡时间尽量在 13:00 ～ 16:00，保证每天 2 ～ 3 小时户外活动时间。夜间入睡不晚于 21:00，早上起床不晚于 8:30，每天睡眠时间应在 13 ～ 15 小时。哪怕周末或节假日，也应尽可能保持睡眠规律，保证睡眠时间。7 ～ 12 个月婴儿睡眠情况见表 3 - 4。

表 3-4　7～12 个月婴儿睡眠情况表

月龄	7～8 个月	9～10 个月	11～12 个月
睡眠总时长	14～15 小时	14～15 小时	13～14 小时
白天睡眠次数	3 次	2 次	1～2 次
夜醒次数	2 次	1～2 次	0～1 次
夜间睡眠总时长	10～12 小时	10～11 小时	10～11 小时

2. 7～12 个月婴儿睡眠保育要点

（1）通过睡前活动引导，培养婴儿独自入睡的好习惯。

（2）帮助婴儿采用仰卧位或侧卧位姿势入睡，脸和头不被遮盖。

（3）注意观察婴儿睡眠状态，减少抱睡、摇晃等安抚行为。

（4）保证充足的户外活动时间和运动锻炼，有助于提升睡眠质量。

3. 7～12 个月婴儿睡眠指导

（1）睡前准备活动。

1）创设良好就寝环境，做好睡眠的环境准备。

①室温适宜。根据天气开窗通风或开空调，保证室内空气新鲜及温度适宜。

②光线适宜。白天拉开卧室的窗帘，不过度遮光，也不要有强烈刺眼光照；夜间拉上窗帘，没有闪烁灯光，不建议使用小夜灯。

③准备床铺。根据季节变化为婴儿准备合适的床上用品或睡袋。

2）引导婴儿安静活动、盥洗、如厕、更换睡衣，做好睡眠的心理准备。

①安静活动。睡前要进行一些安静活动，如抱着婴儿散步、讲故事等，避免婴儿兴奋或紧张。每天睡觉前的活动可以固定，久而久之形成习惯，婴儿也知道下一步要做什么，很放松，也能尽快入睡。

②安全检查。检查婴儿是否携带小玩具、小物件（如发夹、皮筋、纽扣等）上床，以免出现意外事故。

③如厕。睡前排便，做好入睡准备。

④换上舒适衣服。睡衣应该舒适，吸汗性好。

（2）睡觉时的指导。

1）入睡方式。

培养婴儿独自入睡的习惯和能力，不宜摇睡、抱睡、吃奶睡等，但允许有安抚毛巾或玩具入睡。如果遇到婴儿哭闹，可延迟满足，安慰后再重新离开，继续等候，逐步延长等候时间，帮助婴儿逐渐学会独自入睡。

2）睡觉姿势。

婴儿睡姿宜采用侧卧或仰卧位，防止堵住口鼻，导致呼吸困难等意外事件发生。

3）睡觉中的安全措施。

①使用毛巾被或毛毯保暖时，应将婴儿手臂露出，以减少脸部被盖住的机会。

②婴儿床表面必须坚实平整，不可堆放杂物，勿让婴儿睡在沙发、椅子、垫子上或趴睡在父母或照顾者身上。

③注意空气流通，勿在婴儿附近吸烟。

④宜采用围栏等措施，防止婴儿入睡后跌落，同时注意围栏安全，以防卡住婴儿。

⑤加强睡眠过程巡视与照护，注意观察婴儿睡眠时的面色、呼吸、睡姿，避免发生伤害。

（3）7～12个月婴儿睡眠常见问题。

1）入睡困难。

入睡困难是婴儿时期常见的睡眠问题，如果婴儿每天上床后需要半小时以上的时间才能入睡，那可以采用以下干预措施：

①培养作息规律，建立睡前活动规律。夜间睡觉前四个小时不睡觉，白天睡觉前三个小时不睡觉，保证间隔时间。保证白天充足的户外活动时间（2～3小时）、运动时间（例如爬行锻炼等）。

②当婴儿出现困意时，及时将婴儿放到床上。可以陪伴婴儿，及时回应，但应避免抱睡、摇晃等过度安抚。

③助眠小活动。睡前安排洗澡、游泳、抚触等，有助于睡眠。另外不要刻意为婴儿营造绝对安静的睡眠环境，正常活动，避免噪声和突然响动即可。

2）夜奶。

婴儿晚上入睡后夜间仍需要1次或多次吃奶才能继续入睡。对小月龄的婴儿来说，吃夜奶是一件非常幸福的事情，不仅能获得营养，还能增加安全感，睡得更安心。但如果婴儿长期养成了吃夜奶的习惯，晚上即使不饿也会起来吃两口，也有不少坏处：一是会打扰他们的睡眠，导致睡眠不足、质量变差；二是会间接影响他们的身体发育和大脑发育；三是会加重肠胃的消化负担；四是会导致白天不饿不爱吃，晚上再频繁吃，很容易养成错误的饮食习惯，对身体发育没有好处；五是会导致龋齿，不利于婴儿独立心理的发展。所以，到了该断夜奶的时候，该断就断，别让频繁的夜奶影响婴儿的健康发育。

夜奶没有固定的时间，每个婴儿的发育和需求是有差异的，不同的婴儿有不同的喂养情况。有些婴儿吃奶可能很频繁，有些婴儿又会相对较少。每个婴儿的情况不一样，所以我们强调需求原则。随着 6 个月以后婴儿逐渐补充辅食，应逐渐减少夜奶的次数，到 9～10 个月夜奶停止。但每个婴儿及其家庭都有自己的特点，具体什么时候断夜奶，主要还是取决于妈妈和婴儿的需求。对策如下：

①如果婴儿忽然出现夜奶增加的情况，首先我们应该先来检查一下婴儿是否有哪里不舒服，改善不适是首先需要解决的。

②调整婴儿的睡眠时间，白天的时候可以多带婴儿去户外活动，白天醒的时间长些，睡觉之前喂饱了，睡着之后慢慢就可以不给婴儿吃夜奶。妈妈在每天的固定地点、固定时间，以固定步骤进行睡前喂奶的准备。

③断夜奶需要家长有耐心，不可操之过急。培养婴儿按时吃奶的习惯，就是固定一个时间点让婴儿吃奶，尽量在婴儿睡觉之前把婴儿喂饱，降低夜间出现饥饿感的概率。

④添加辅食。婴儿 6 个月以后就可以慢慢添加辅食，随着辅食的添加，婴儿将会获得更全面、更均衡、更充足的营养，就不需要再通过夜奶获取额外的营养了。

3）夜哭。

婴儿夜哭是常见睡眠问题之一，多半为夜间睡眠不安的表现，有生理原因和心理原因两个方面。

有的婴儿在出生后的 3 个月中，每天会定时哭闹一段时间，一般哭闹时间为黄昏或傍晚，这可能和婴儿的胃肠道消化功能有关；如果睡眠节律尚未形成，有时白天睡觉多了，夜晚也会很容易醒来哭闹。

有些婴儿睡觉习惯在照料者的怀中入睡，如果抱着睡着，突然放下就会醒，遇到这种情况，一方面可以安抚，让他慢慢睡着，另一方面也应该让婴儿逐步养成独自睡眠的习惯，减少主动照顾的次数或延迟安抚。对于 7 个月以上的婴儿入睡哭闹问题具体建议如下：

入睡前哭：

①尽量避免摇睡、抱睡，应该让婴儿独立在床上入睡。

②把婴儿放到床上，如果哭闹，让他哭一段时间以后再进去安抚他。

③下一次哭时，等他哭的时间更长一些再进去安抚他，逐步延长时间，这样持续一个晚上或者连续几个晚上，就会有效果。

注意要点：睡觉是婴儿应该逐渐学会独立完成的事情，但在此过程中，需要家长的坚持与陪伴，而不是完全的满足，适当延迟安抚，也可让婴儿学会等待和成长。

深夜哭：

①如果婴儿哭了，检查是否尿湿了或弄脏了衣被，或者有没有其他需要处理的事情，然后把婴儿安顿好。

②当婴儿又开始哭时，可以延迟满足，让婴儿哭一段时间，哭累了自然就睡着了，如果超过一定时间，还再哭，那需要介入安抚，但不要立即抱起。

特别提醒：婴儿夜哭需要家长有耐心和忍耐力，若出现频繁、长时间哭闹，应排除婴儿是否有身体不舒服的地方。

资料链接

世界睡眠日

3 月 21 日是“世界睡眠日”，2003 年中国睡眠研究会把“世界睡眠日”正式引入中国。充足的睡眠、均衡的饮食和适当的运动，是国际社会公认的三项健康标准。中国科协科普部副部长钱岩也指出，传播健康睡眠知识，提升人民的健康素质、幸福指数，推动经济社会发展、促进社会和谐，是中国睡眠研究会的重要职责。

我国儿童睡眠医学奠基人、全国儿童睡眠医学协作组组长刘玺诚教授提醒家长：婴幼儿睡眠质量直接关系到其发育和认知能力的发展，而科学睡眠习惯的建立，更会对婴儿的一生产生重要的意义。在刘玺诚教授发表的《中国 0～5 岁儿童睡眠习惯及睡眠障碍的现状研究》中显示，我国城市 5 个婴儿当中，就有至少 1 个存在睡眠质量问题。对于年轻父母来说，婴儿的睡眠规律和状况比成年人更难掌握和调理。专家表示：“科学管理婴幼儿的睡眠，就是要在科学认识和衡量婴幼儿睡眠质量的基础上，建立科学的睡眠习惯，从而有效防治婴幼儿睡眠障碍的发生。”

（二）生活与卫生习惯

1. 7～12 个月婴儿生活与卫生习惯目标

逐步养成良好的生活卫生习惯，培养如厕意识；逐渐断夜奶，预防龋齿。

2. 7～12 个月婴儿生活与卫生习惯保育要点

及时更换尿布，保持臀部和身体干爽清洁。根据婴儿的情况，逐步培养婴儿的如厕意识，使其形成规律的排便时间。生活照护过程中，注重与婴儿互动交流。能够识别及回应婴儿哭闹、四肢活动、语言等表达的需求。

3. 7～12个月婴儿生活与卫生习惯指导建议

（1）注意培养婴儿良好的口腔卫生习惯，预防龋齿。

随着辅食的添加，应关注到婴儿牙齿的卫生问题。7～8个月的婴儿上下两个中切牙萌出，8～10个月上下侧切牙萌出。当然每个婴儿有自己的成长特点，并不完全一致，一般不晚于10个月出牙属于正常。正确的口腔护理是婴儿拥有整齐、漂亮牙齿的关键。

婴儿吃过食物后，可喝白开水，清洁口腔。养育人早晚用纱布裹住自己的手指蘸清水帮婴儿擦拭牙齿。另外，有了牙齿要利用和锻炼它，偶尔给婴儿吃些稍微粗糙、干硬、含纤维较多的蔬菜、水果、馒头等，在咀嚼中可以摩擦、清洁牙齿，刺激牙齿生长，还可以使窝沟变浅，增强牙周组织结构，减少和防止龋齿发生。同时，不接触含糖量高的食物，1岁前不单独添加糖，不含奶瓶、奶嘴睡觉。睡前喝完奶后漱口，避免残留在口腔中的奶汁使腐蚀性细菌繁殖，助长龋齿形成。

（2）注意培养婴儿良好的用眼习惯与用眼卫生。

1岁前应避免或尽可能少给婴儿看电子产品。婴儿的视网膜、晶体等部位处于发育过程中，不当的用眼可能会增加近视及眼部疾病的风险。另外，视频的输入属于被动输入，1秒视频有25～29.97帧（每帧一个画面），不利于婴儿专注力的培养。

（三）环境安全与卫生

1. 环境安全

（1）保持生活场所的安全卫生，预防异物吸入、烧烫伤、跌落伤、溺水、中毒等伤害发生。

（2）在生活中逐渐使婴儿养成良好习惯，做好回应性照护，引导其逐步形成规则和安全意识。

2. 环境卫生

增加清洁及消毒的频率，以减少病原体的传播。清洁消毒程序如下：

（1）使用清洁剂或肥皂水清洁后，用清水冲洗或擦拭。

（2）依据制造商的建议正确使用消毒剂，让物品浸泡/接触消毒剂达到有效接触时间。

（3）用漂白水消毒时，应穿戴手套、口罩及防水围裙，漂白水应在通风良好处配制和使用，并于24小时内使用完毕，不可与其他家用清洁剂一并或混合使用。

（4）婴儿的餐具是每天接触口腔的东西，因此妥善的消毒可避免细菌、病毒从口而入，喂食杯、奶瓶、奶嘴、盖子、勺子等所有使用的配件在使用过后均应用水和清洁剂彻底清洁，尤其是一些有小缝隙的地方更应以专用刷将内外彻底刷洗清洁，避免奶垢或食物残渣。清洁后应将清洁剂用水彻底冲洗干净，并根据产品建议适当消毒后，方可继续使用。

（5）玩具在购买后应先清洁再给婴儿使用。玩具清洁消毒的频率以每周至少一次为宜。根据玩具材质，选择适合的清洁消毒用品及消毒方式。

（四）大小便能力的培养

12 个月龄前的婴儿还不能控制膀胱和肠道，而且没有足够的行动能力让自己做到及时赶到厕所脱掉裤子，所以 1 岁前，建议根据婴儿如厕的意愿进行训练。如厕训练应待神经、肌肉、认知或语言发展达到一定成熟度再开始，如厕训练时间快则 2 ～ 3 周，慢则 1 年，一般而言，男孩平均比女孩晚 3 ～ 6 个月左右。

婴儿 8 个月时已经具备独坐的能力，此时，也可根据婴儿的情绪和意愿，开始培养其养成坐便盆大小便的习惯。婴儿排小便的时间，一般在睡前、醒后、进食前后和喝水后。

家长在训练婴儿如厕时最容易犯的一个错误是对婴儿反复、频繁地提出大小便的要求，这种做法带来不少弊端和后遗症，如烦扰婴儿的情绪，造成其紧张、焦虑不安或逆反心理，使大小便的训练效果适得其反。所以，要引导婴儿逐步学习，采用循序渐进的做法，如首先会向成人表示便意，自己脱裤子等步骤进行。同时，家长可适度延长婴儿使用尿布的时间。

（五）体格锻炼

1. 体格锻炼的原则

婴儿体格锻炼，不仅可以使健康的婴儿增强体质，发育良好，还能帮助体弱的婴儿恢复被损伤的器官的功能，好处很多。但是，如果方法不恰当，运动量过大，或只注意锻炼，忽略了营养、睡眠、卫生等，就收不到好效果，反而会影响婴儿生长发育，甚至损伤某些组织器官。开展锻炼活动，一定要讲究科学，从婴儿生理特点及实际情况出发，遵守以下原则：

（1）循序渐进的原则。

婴儿的身体娇嫩，发育不健全，如果在身体毫无准备的情况下，突然施加刺激，婴儿可能因承受不住刺激而生病。因此，锻炼必须遵循循序渐进的原则，也就是说在适时开始锻炼的前提下，动作由简到繁，刺激的强度由弱到强，时间由短到长，活动量由小到大，总之，要使婴儿逐步适应外界刺激。

（2）持之以恒的原则。

体格锻炼不是灵丹妙药，不是一两天就能收到效果的。如果三天打鱼，两天晒网，婴儿无法形成条件反射，锻炼不出适应力，反而会削弱身体的抵抗力。当然，婴儿在身体健康情况不好时，可以暂时停止，待身体恢复后再进行。

（3）生动活泼、形式多样的原则。

婴儿体格锻炼，应该多种形式相结合，使机体得到全面锻炼。各种锻炼因素能相互补充和彼此加强，从而达到全面发展婴儿体格的目的。另外，锻炼的形式还应当生动活泼、趣味性强，满足该年龄段的婴儿兴趣，使婴儿在快乐中运动。

2. 不同月龄的体格锻炼要点

7～8个月时，是婴儿开始练习爬行运动的时期。8～10个月时，应开始独自站立的准备运动。10～12个月时，应开始步行的准备运动。婴儿已初步能行走时，家长可抱其两腋让其跳动，既锻炼各部器官的生理功能，又能增加婴儿的欢快心理。

3. 主被动操运动

（1）主被动操的意义。

婴儿主被动操适用于7～12个月的婴儿，是在成人的适当扶持下，加入婴儿的主动动作来完成的。婴儿主被动操的动作主要有锻炼四肢肌肉关节的上下肢运动，锻炼腹肌、腰肌力量，为站立和行走作准备。婴儿每天进行主被动操的训练，可以增强婴儿骨骼与肌肉的发育，促进新陈代谢；安定情绪，改善睡眠；增进亲子感情，促进智力发育；增强免疫力，预防疾病。做操时伴着音乐，让婴儿接触多维空间，使左右脑平衡发展，从而促进婴儿的智力发育。

（2）操作要领。

第一节：起坐运动

预备姿势：婴儿仰卧，成人双手握住婴儿手腕，拇指放在婴儿掌心里，让婴儿握拳，两臂放在婴儿体侧。

动作：让婴儿双臂伸向胸前，两手间距与肩同宽。拉引婴儿，成人不要过于用力，让婴儿自己用力坐起来。

注意：拉婴儿起坐时，如果婴儿不配合，不能过于用力。

第二节：起立运动（如图3-1所示）

预备姿势：婴儿俯卧，成人双手握住婴儿腋部。

动作：握婴儿腋部，让其先跪再立。扶婴儿站起，然后再由跪到俯卧。

注意：扶婴儿站起要逐步让他自己用力。

第三节：提腿运动（如图 3－2 所示）

预备姿势：婴儿俯卧，成人双手握住婴儿两小腿。

动作：两腿向上抬起，做推车状，随月龄增大，可让婴儿两手支持抬起头部。

注意：动作轻柔缓和。

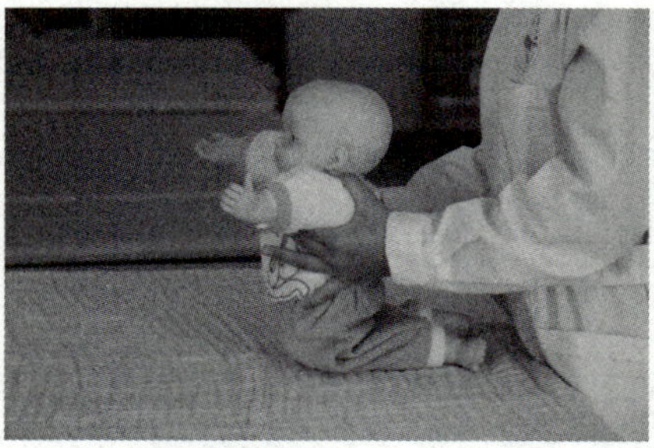

图 3－1　起立运动

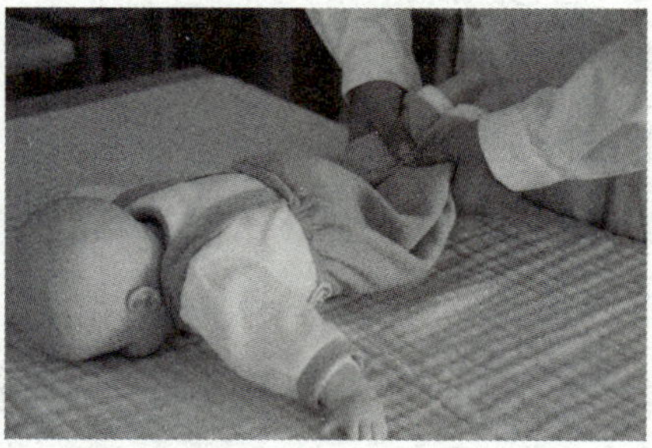

图 3－2　提腿运动

第四节：弯腰运动（如图 3－3 所示）

预备姿势：婴儿直立，同成人方向一致，成人左手扶住婴儿两膝，右手扶住婴儿腹部，在婴儿前方放一玩具。

动作：使婴儿弯腰前倾，拣桌或床上的玩具，拣起玩具成直立状态，成人放回玩具。

注意：让婴儿自己用力前倾和直立，如不能直立，成人可将左手移至婴儿胸部，帮助婴儿完成动作。

第五节：挺胸运动（如图 3－4 所示）

预备姿势：宝宝俯卧，双手向前伸出，成人双手握住宝宝的肩臂处。

动作：轻轻使宝宝的上体抬起并挺胸，注意下腹部不离开桌面。

注意：动作要缓和，挺胸挺腰时成人可以稍微用力。

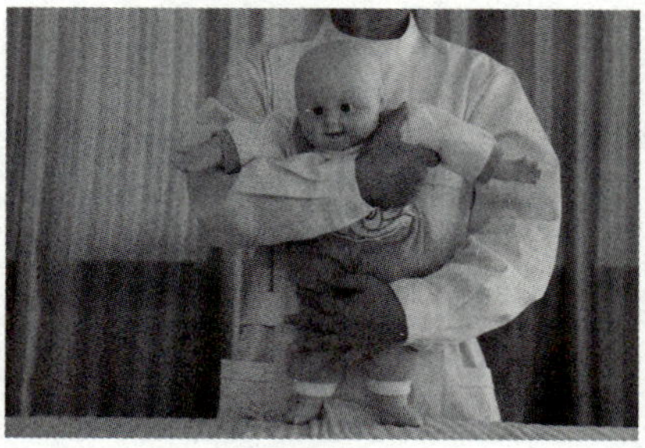

图 3－3　弯腰运动

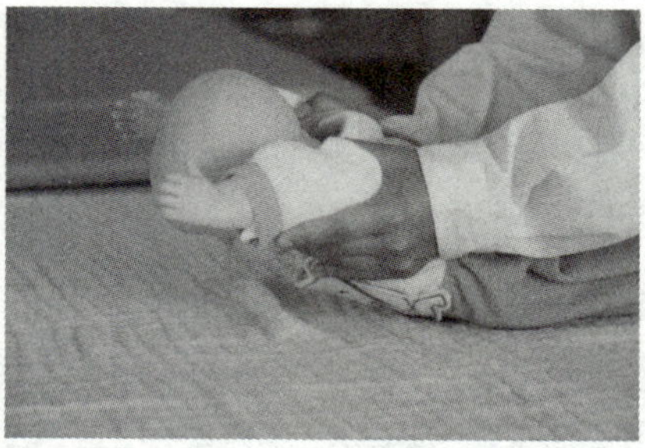

图 3－4　挺胸运动

第六节：游泳运动

预备姿势：让婴儿俯卧，成人双手托住婴儿胸腹部。

动作：悬空向前后摆动，活动婴儿四肢，做游泳动作。

注意：要托住婴儿，注意安全，向前摆动，开始时摆动1～2次，婴儿适应后可增加次数。

第七节：跳跃运动（如图3－5所示）

预备姿势：婴儿站在成人对面或与成人同一方向，成人用双手扶住婴儿腋下。

动作：把婴儿托起离开桌（床）面（让婴儿足尖着地）轻轻跳跃。

注意：动作要轻快自然，让婴儿的脚尖着地。

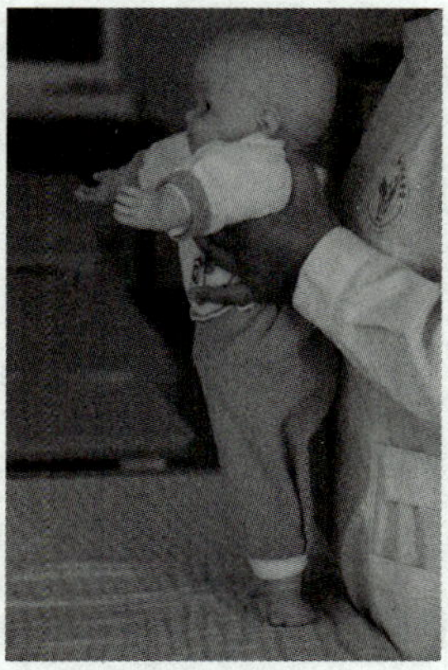

图3－5　跳跃运动

第八节：扶走运动

预备姿势：婴儿站立，成人站在婴儿背后或前面，扶婴儿腋下、前臂或手腕。

动作：扶婴儿学走。

注意：场地要清洁平坦，让婴儿站稳后再鼓励开步学走。

（3）婴儿做主被动操的注意事项。

1）应选择在婴儿情绪较好时做。

2）时间选在两餐之间，婴儿醒来后或喂奶半小时后进行。

3）动作要轻柔，做操时与婴儿愉快交谈。

4）每节3～4个8拍，时长5～15分钟，如果婴儿有不适或哭闹现象应停止。

5）贵在坚持，坚持时间越长越有效果。

三、疾病护理

婴儿长到6个月时，从母体中携带来的免疫物质已经消耗殆尽，而此时婴儿自身的免疫系统又尚未发育成熟，免疫力一路下滑，抗病能力大大减弱，这个时期的婴儿很容易感染上疾病，身体健康受到威胁，智力发育也会受到影响。

（一）常见疾病类型及护理

1. 腹泻

（1）7～12个月婴儿腹泻的常见原因。

非感染性腹泻：饥饿、过食、食物成分改变、转奶过程操作不当、奶温过凉等所引起的消化不良。

感染性腹泻：奶具不洁、剩奶保存不当、细菌或病毒传染，如传染性腹泻（秋季腹泻）。

（2）7～12个月婴儿腹泻的护理。

一般情况不必禁食，急性期可减少哺乳的次数，缩短每次哺乳时间，少食多餐；可喝牛奶加等量米汤等；注意患儿腹部保暖（热水袋腹部热敷，热手揉肚子，以缓解其疼痛）。

患儿用过的东西要及时洗涤并进行消毒处理，以免反复交叉感染；如果腹泻伴呕吐、发烧应到医院及时就诊。

2. 便秘

便秘是指大肠内积存过多或过久的废物，水分被过量吸收时，会变得干燥、坚硬、量少。事实上，除了排便时间，大便质地的软硬、排便时用力程度、疼痛与否等，均可用于判别是否便秘。婴儿多日不排便，肠道中的废物便会发酵，造成腹部鼓起，胃口下降，婴儿还会经常哭闹。另外，肠道中积存过久的废物会产生毒素，经血液被人体再吸收，容易损害肝肾。

7～12个月婴儿便秘的常见原因是肠道缺少益生菌，肠蠕动慢。其次是饮食结构不合理，饮水少，没有养成按时排便习惯等。

7～12个月婴儿便秘的护理：

（1）喝母乳也会便秘的婴儿，妈妈的饮食要进行调整，适当减少蛋白质类饮食，增加谷类食物，吃些蔬菜、水果等食物。

（2）奶粉喂养的婴儿便秘时，要注意补充足够的水分。

（3）按摩腹部：以肚脐为中心，顺时针方向为婴儿按摩腹部，这样不仅可以帮助排便，而且有助于消化。

（4）养成定时排便的习惯：可让婴儿在清晨或进食后时坐便盆，养成每日定时排便的习惯。

（5）给婴儿补充适量的益生菌，增加肠道有益菌的数量。

（6）如果婴儿已经几天没有排便，并且出现腹痛、腹胀、难以进食、烦躁不安的情况，此时可以考虑用开塞露等通便。

（7）如果调整饮食、补充益生菌等方法依然不能缓解或者纠正便秘症状，应考虑与食物过敏、肠道畸形、肛门狭窄等疾病有关，这时应该带婴儿去医院就诊。

3. 缺铁性贫血

当机体贮存铁耗尽，随之红细胞内铁缺乏，会引起缺铁性贫血。

（1）7～12个月婴儿贫血常见原因。

1）铁的摄入不足。这是导致婴儿缺铁的主要原因。

2）铁的吸收障碍。食物搭配不合理会影响铁在肠道的吸收。

3）铁的丢失过多。蛋白过敏、钩虫病、慢性腹泻等会使铁的排泄增加。

（2）7～12个月婴儿贫血护理。

1）合理营养，及时添加正确的辅食。

2）建议母乳喂养，不能用母乳喂养时，选用强化铁的婴儿配方奶粉替代，保证婴儿配方奶的足量补充。

3）做好健康检查工作，定期进行贫血普查，做到早发现、早治疗。

4. 肺炎

肺炎是指多种病原微生物和其他一些致病因素在肺部引起的炎症。临床表现为发热、咳嗽，初期为干咳，末期为无力的急咳。浅表性而不急迫的呼吸，多带喘鸣，鼻翼翕动，甚至胸骨上窝及心窝部陷没。病情严重的还伴有口唇指甲发绀、四肢厥冷的症状，以致心力衰竭，或者有呕吐腹泻、食欲不振等肠胃症状。

7～12个月婴儿肺炎的常见原因是抵抗力差。另外，也和婴儿呼吸系统生理性特点有关，婴儿鼻腔、气管及支气管均比较狭窄，黏膜娇嫩，肺泡数量少，血运丰富，所以易感染肺炎。

7～12个月婴儿肺炎的护理：

（1）要随时观察患儿的生命体征，有无出现体温升高等症状，若出现疑似症状应及时去医院进行治疗。

（2）室内温度应在20～24℃为宜，相对湿度维持在60%，并保持室内空气流通，但要避免对流，以防受凉。

（3）注意膳食营养搭配，多饮水，多吃一些新鲜的蔬菜、水果，有利于康复。

（4）喂奶前要擦拭乳房，及时消毒奶瓶，注意用品卫生。

资料链接

7～12个月婴儿常见生病原因

1. 从母体获得的免疫球蛋白和抗病因子等营养逐步消耗完，而自身的免疫系统又尚未完善，处在生理上的“免疫功能缺失期”。

2. 刚学会坐、爬的婴儿，对周围的一切充满了浓厚的兴趣，对什么东西都喜欢摸一摸、尝一尝，无形中加大了遭受病菌侵害的概率。

3. 婴儿不再满足室内的环境，更喜欢外面的世界，遇到天气变化很容易生病。

4. 不恰当的辅食添加也增加了胃肠消化不良的机会，造成体质下降。

（二）常见传染病类型及保育要点

1. 轮状病毒

轮状病毒为双链 RNA 病毒，由于在显微镜下形似“车轮状”，所以称轮状病毒。轮状病毒是引起婴儿腹泻的病原体之一，每年秋冬季流行，主要表现为急性肠胃炎，发热持续 1 ～ 2 天，呕吐 2 ～ 3 天，腹泻 5 天，大便次数较多，呈水样或蛋花样。严重时出现脱水症状。主要发生在 2 岁以下的婴幼儿，尤以 1 岁左右婴儿多见。潜伏期 1 ～ 3 天。

传播途径：主要通过粪口途径传播。

患儿护理：

（1）增加饮水。

轮状病毒对婴儿最大的危害是引起脱水，防止重度脱水尤为重要，可以给婴儿添加富含电解质的液体，如米汤、苹果汁等。

（2）接种轮状病毒疫苗。

预防轮状病毒最好的方法是接种轮状病毒疫苗，按时接种疫苗，有效预防感染。

（3）注意喂养卫生。

不给婴儿吃不洁和变质的食物，乳品的保存要防污染，奶具、食具、便器、玩具和设备要定期消毒。护理人员也应注意个人卫生，外出归来后应脱去外衣洗手后再接触婴儿。

2. 手足口病

手足口病是由肠道病毒引起的常见急性发热出疹性传染病。大多数患者症状以手、足、口腔等部位的皮疹、疱疹和全身发热为主要特征，少数患者并发无菌性脑膜炎、脑炎、呼吸道感染等；个别重症患儿病情进展快，可发生死亡。夏秋季为传染高发期。

传播途径：

手足口病主要的传播途径是密切接触被病毒污染的手、洗漱用品、贴身用品、玩具、食具等；另外，呼吸道飞沫传播、饮用被病毒污染的水和食用污染的食物亦可感染。

患儿护理：

（1）饭前便后、外出后要用肥皂或洗手液等给婴儿洗手，不让婴儿喝生水、吃生冷食物，避免接触患病儿童。

（2）养护人接触婴儿前、更换尿布前、处理粪便后均要洗手，并妥善处理污物。

（3）注意用品卫生，婴儿使用的奶瓶、奶嘴使用前后应充分清洗、消毒。

（4）本病流行期间不宜带婴儿到人群聚集、空气流通差的公共场所，注意保持家庭环境卫生，居室要经常通风，勤晒衣被。

（5）出现疑似症状要及时到医疗机构就诊。患儿不要接触其他儿童，父母要及时对患儿的衣物进行晾晒或消毒，对患儿粪便及时进行消毒处理；轻症患儿不必住院，宜居家治疗、休息，以减少交叉感染。

3. 风疹

风疹是由风疹病毒引起的呼吸道传染病。多见于5个月到5岁的婴幼儿，多发于冬春季。发病初期有发烧、咳嗽、流鼻涕等症状，发烧当天或第二天就开始出现皮疹，并很快布满全身，但手心、脚心一般无皮疹，以后皮疹很快消退，不会留痕。

传播途径：直接或间接飞沫传播。

患儿护理：

（1）加强护理，多补充水分，在空气新鲜和温度适宜的房间里多休息。

（2）出现高热症状的话，应立即入院进行系统性的治疗，防止出现并发症。

（3）婴儿的抵抗力并不完善，如果没有及时接种风疹疫苗，平时生活中很可能通过呼吸道飞沫感染风疹病毒。

（4）餐具要注意消毒。

建议：婴儿患病后肠胃功能也会受到影响，因此要吃些清淡和营养丰富的食品，不能吃太多很甜和油腻的食品，以免增大肠胃负担而降低身体抵抗力。

资料链接

1岁内婴儿坠床事故的预防

婴儿4个月时已经能够翻身，在无人看护的情况下，这个阶段最常发生的意外事故就是坠床。为避免此类事故的发生，婴儿床栏杆要足够高和结实。此外，床栏杆下端用布包裹起来，以免婴儿蹬腿时碰到受伤。婴儿床四周的地面上不能堆放桌椅板凳和一些尖锐带角的物品，以免跌落时碰伤。

第三节　7～12个月婴儿的教育

半年过去了，婴儿不仅身体长大了不少，每天醒着的时间也越来越长，身体活动能力、动手能力、认知能力、生活能力等各种能力也得到了发展。这时，更加需要成人读懂婴儿成长发出的各种“信号”，并及时给予回应，引导和帮助婴儿成长。

一、动作发展与教育

(一) 7～12个月婴儿动作发展目标

1. 掌握基本的大运动技能

爬：7～8个月能用手支撑胸腹使身体离开床面，有时原地转动；9～10个月能用上肢往前爬，1岁时可手膝并用等自如快速向前爬行。

站立和行走：7～8个月扶站时能高兴地蹦跳；9～10个月可扶物独站；11～12个月可独站，扶着能向前走几步。

2. 达到良好的精细动作发育水平

7～9个月时能用拇指、食指配合取物；能拨弄桌上的小东西，摇有声响的小件物品；能换手接物，双手拿两个物品对敲。

10～12个月时手眼协调能力更进一步，能打开糖纸，从大罐子中拿物品、放进物品；会玩套圈玩具。

(二) 7～12个月婴儿动作发展教育要点

鼓励婴儿自主探索从躺位变成坐位，从坐位转为爬行，逐渐到扶站、扶走；提供适宜的玩具，促进抓、捏、握、倒手、敲击等精细动作发育；在动作训练过程中，训练项目和生长发育情况要一致，关注婴儿的需求，注意训练的安全性。

(三) 7～12个月动作训练及活动设计

1. 7～12个月大运动发展主要训练项目

(1) 爬行：婴儿4～5个月时，应开始锻炼爬行，以协调全身动作，扩大视野，增进活动的主动性。如让婴儿在床上、地上爬。成人可以用手推助婴儿的脚，帮助婴儿爬行，或用东西、玩具引逗婴儿爬的渴望。一直到周岁以后，都可以加强锻炼。如图3-6所示。

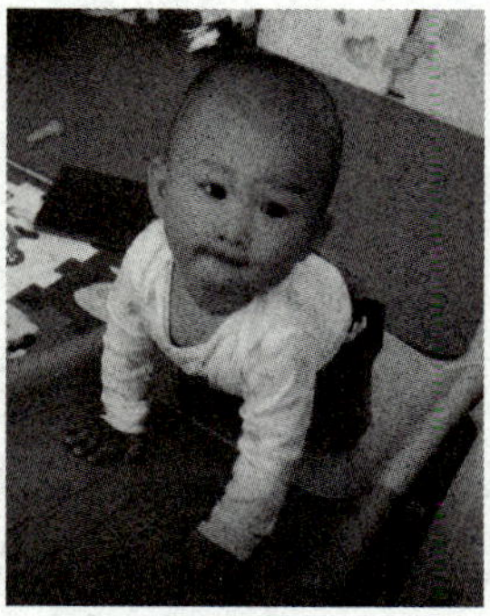
图3-6　9个月婴儿爬行

资料链接

爬行练习及其意义

婴儿爬行能力的发展要经过三个阶段，分别是抵足爬行、手膝爬行和手足爬行。抵足爬行是用手抵住婴儿的两只脚，使腿成蛙形，使之乘势以腹部为支点向前爬行。8～12个月的婴儿能用手和膝盖支撑身体爬行，即手膝爬行。1岁左右的婴儿能用两手和两脚支撑身体，向前爬行，也就是所说的手足爬行。

爬行练习扩大了婴儿的视野范围和活动范围，极大拓展了婴儿采集信息的范围和渠道，对思维逻辑的创建是有巨大帮助的。

爬行练习促进了婴儿四肢协调动作的发展。首先婴儿爬行时，需要颈部抬高，对颈部的发展有很大的帮助；其次，婴儿爬行时需用手腕支撑身体重量，锻炼手腕的力气，对婴儿将来拿汤匙吃饭、拿笔涂鸦都有益处；再次，也可锻炼婴儿膝、臂动作的协调与四肢关节的灵活度。

（2）站立：7个月时，教养人扶婴儿站立。8～9个月时，婴儿可以扶着东西站立片刻。10个月练习扶站，11个月学会独站。

（3）行走：10～12个月，是婴儿学习行走的初始阶段。12个月时，蹲是这个阶段的重要发展过程，12个月以上，婴儿扶着东西能够行走。

2. 7～12个月大运动游戏活动设计

游戏名称：宝宝爬爬乐。

游戏时间：5～10分钟。

游戏方法：将婴儿喜欢的玩具放到婴儿视线内的前方，鼓励婴儿爬过去捡玩具，或者选用一个可拉动的玩具，家长拉动玩具往前，婴儿朝着玩具方向爬行。为激发婴儿爬行兴趣，家长可以选择一些会动的玩具，吸引婴儿的注意，同时也可在地垫上设置障碍物，鼓励婴儿爬过障碍物或者在障碍物里面穿行。障碍物可以选择呼啦圈，让婴儿从中间爬过去；选择枕头或沙发垫，让婴儿爬过去；选择大一些的充气球，让婴儿绕着爬；选择悬挂玩具，让婴儿既练习爬行，又可以操练触摸和拍打动作。

注意事项：提供一个安全卫生宽敞的爬行环境；不要给婴儿穿太厚、太紧和过长的衣服；方法灵活，不要强迫。教养人要清楚每个婴儿在此时的爬行时间不尽相同，刚开始爬行是从匍行开始，即肚子贴床面、地面爬，接着到手膝爬行，最后才能用手和脚支撑身体进行手足爬行。

资料链接

婴儿可以越过爬行阶段直接练习走吗?

婴儿越过爬行这一阶段，对其以后成长带来的弊端远远超出大家的想象。很多专家指出，早爬、多爬的婴儿更聪明。还有调查显示，感觉统合失调的儿童90%不会爬行或爬行时间很短，而爬行是目前国际公认的预防感觉统合失调的最佳手段。“爬”，看着是一种很简单的动作，但对婴儿来说并不简单，要经过全身的协调配合才能完成。爬行对婴儿的各种能力发展非常重要，如无特殊原因，不要越过爬行阶段直接学走。

3. 7～12个月精细动作主要发展训练项目

（1）耙弄：7～8个月婴儿的双手变得灵活了，能随心所欲抓起面前的小东西。9个多月的婴儿还出现一个非常重要的精细动作——“抠”。

（2）倒手：7个月开始出现倒手动作，8个月以后，倒手动作更加熟练和完善。

（3）敲打：8～12个月的婴儿，想要了解各种各样的物体，了解物体与物体之间的相互关系，了解他的动作所能产生的结果，通过敲打不同的物体，他知道这样做就能产生不同的声响，而且用力强弱不同，产生音响的效果也不同。婴儿通过学会控制敲打的力量，发展了动作的协调性。

（4）对捏：9个月时，能用拇指、食指对捏捡起豆子。12个月训练手腕力度，如将捏起的小珠子投放到小瓶子里面。

4. 7～12个月精细动作游戏活动设计：敲打玩具

活动目标：能双手握物敲击，发展婴儿双手协调能力。

活动准备：各种适合婴儿抓握的玩具（如摇铃、餐具、积木）等。

游戏过程：

（1）家长示范将两个玩具相对敲击，鼓励婴儿模仿，说：“宝宝，听！咚咚咚，真好听，你也试试。”

（2）当婴儿能持续对敲后，应给予鼓励，说：“真棒！宝宝敲得真好听！”

（3）替换对敲的玩具，鼓励婴儿反复尝试，说：“宝宝，试试这个怎么敲，听听它的声音。”

（4）向婴儿描述不同玩具敲出的声音，引导婴儿倾听，说：“宝宝，你听，小勺子和碗敲出的声音和积木不同哦！”

温馨提示：

（1）家长示范时，动作应尽量夸张、缓慢，且配合自己的动作，反复、温柔、有节奏地重复说："敲！"

（2）当婴儿熟练对敲动作后，可以换一些较小的、不同材质玩具，如小方木、小瓶盖等，提高敲打的难度，让婴儿听到不同的敲打声。

二、语言发展与教育

（一）7～12个月婴儿语言发展目标

培养婴儿对声音和语言的兴趣，引导其对发音产生兴趣，模仿和学习简单的发音；为婴儿选择合适的图画书，培养其听故事、看图书，初步发展早期阅读的兴趣和习惯。

（二）7～12个月婴儿语言发展教育要点

向婴儿介绍生活中常见物品和动作，帮助其逐渐理解简单的词汇；让婴儿模仿大人发音，重复发出某些元音和辅音；教婴儿用简单的肢体语言来表达自己，比如摇头、点头等。

（三）7～12个月婴儿语言训练及活动设计

1. 创设丰富的语言环境

创设丰富的语言环境，为婴儿说话做好准备。多与婴儿面对面地、简短而清晰地讲话，睡前播放摇篮曲等乐曲，训练婴儿的有意倾听能力，多和婴儿做一些听音和发音的互动游戏。

2. 鼓励婴儿说话

当婴儿用动作表达自己的需求时，成人要鼓励他说出来，帮助婴儿学习正确的表达。

3. 教婴儿规范说话

和婴儿对话时，注意语言规范，不要特意为婴儿说叠词，如"灯灯""饭饭"等。吐字要清晰，用词要准确，语速要适宜，尽量说普通话。

4. 开展早期阅读

每天固定时间进行亲子共读，初步激发婴儿阅读的兴趣，为养成良好的阅读习惯打下基础。有韵律的诗歌、有简单故事情节的绘本、色彩鲜艳的认知图片等都可以作为早期阅读的最佳选择。

游戏活动设计：10～12个月——对话练习。

游戏名称：一问一答。

游戏时间：5～8分钟。

游戏准备：动物的卡片或模型，如小鸡、小鸭、小狗、小猫。

游戏方法：给婴儿讲一个动物们开音乐会比赛唱歌的故事。每出示一张图片或一个动物模型，教养人就发出图片上动物的叫声。如出示小鸡："叽叽叽、叽叽叽"，小鸭："嘎嘎嘎、嘎嘎嘎"，小狗："汪汪汪、汪汪汪"，小猫："喵喵喵、喵喵喵"。每出示一张图片或模型，教养人反复多次示范发音，再一一问婴儿，小鸡怎么叫？小鸭怎么叫？小狗怎么叫？小猫怎么叫？让婴儿模仿发出动物们的声音。

注意事项：每次模仿的动物不宜太多，可以从婴儿熟悉或喜欢的动物入手，待掌握后再学其他动物的发音。教养人还可以带婴儿去动物园游玩，认识真实的动物，并模仿它们的发音。

三、认知发展与教育

(一) 7～12个月婴儿认知发展与教育目标

充分运用各种感官探索周围环境，关注有吸引力的物体，并反复观察；学会想办法解决问题，有初步的想象力和创造力。

(二) 7～12个月婴儿认知发展的教育要点

提供有利于视、听、触摸等的材料，激发婴儿的观察兴趣；鼓励婴儿调动各种感官，感知物体的大小、形状、颜色、材质等；引导婴儿观察周围的事物，模仿所听到和看到的声音和动作。

(三) 7～12个月婴儿认知训练及活动设计

婴儿早期的认知活动主要体现在感知觉的发展上，因此，要为婴儿提供丰富多彩的适宜刺激，如色彩鲜艳的玩具、动听悦耳的音乐，为以后的认知发展打好基础。7～12个月也是发展婴儿注意力和记忆力的好时机，可以通过教婴儿认形状、认颜色、分大小、认图片等，让婴儿学会注视与观察。

7～8个月：7个月时，婴儿的远距离知觉开始发展，能注意远处活动的东西。7～8个月的婴儿能够有意识地较长时间注意感兴趣的事物，具有短时记忆，开始认生。

9～10个月：此阶段的婴儿随着动作的发展，活动空间变大，对陌生或新奇的东西很感兴趣。当陌生的事物出现时，他会做出重复的动作去认识它，如用手摸摸，用嘴啃啃。婴儿意识到自我存在，可通过照镜子的反应表现出来。

11～12个月：11～12个月的婴儿已经由嗷嗷待哺的小婴儿变成了一个眼观六路、耳听八方的机灵宝贝。11个月的婴儿开始对自己感兴趣的事物做较长时间的观察，并会模仿捕捉到的某些动作和声音。婴儿有了明显的记忆力，能够认识自己的玩具、衣物，还能指出自己身上的器官，如头、眼睛、鼻子和嘴巴。7～12个月婴儿认知训练重点发展项目与训练方法如表3－5所示。

表3－5　7～12个月婴儿认知训练重点发展项目与训练方法

月龄	发展项目	训练方法
7～8个月	感知觉发展	视、听、触、味、嗅觉训练
9～10个月	培养探索欲、注意力	洞洞书、配对扣板、会动的玩具
11～12个月	记忆力、辨物能力	指认物品、五官

资料链接

达尔文曾经观察过自己的婴儿在镜子前的反应。他发现当位于镜子前的婴儿听到自己的名字时，他会转身去看镜子中的自己。当他靠近镜子中的自己时会发出“啊”的声音。达尔文认为这是婴儿表现出的最初的自我认识，大约发生在婴儿9个月的时候。

研究结果把4～12个月婴儿在照镜子时的反应分为4个阶段：

“妈妈”阶段：4个月左右。妈妈抱婴儿照镜子时，婴儿对自己的镜像兴趣不大，但对妈妈的镜像有反应，对镜中的妈妈发出微笑，注意观看，同时咿咿呀呀叫个不停。

“游戏伙伴”阶段：4～6个月左右。婴儿对自己的镜像表现出兴趣，他把自己的形象当作可与他进行游戏的伙伴来看待。这些反应说明，以上阶段的婴儿还没有自我存在的意识。

“镜像伴随我行动而行动”阶段：7～12个月左右。当婴儿照镜子时，会把自己的镜像同自己联系起来，如通过张嘴，看见镜像也在张嘴，于是把镜像认同为自己，认识到镜像中的动作是自己发出的。还能把自己镜像和其他婴儿的镜像区别开来。

“主体我”阶段：婴儿1岁以后会毫不含糊地区别自己的镜像和其他婴儿的镜像。

游戏名称：照镜子（7～10个月）(见图3－7)。

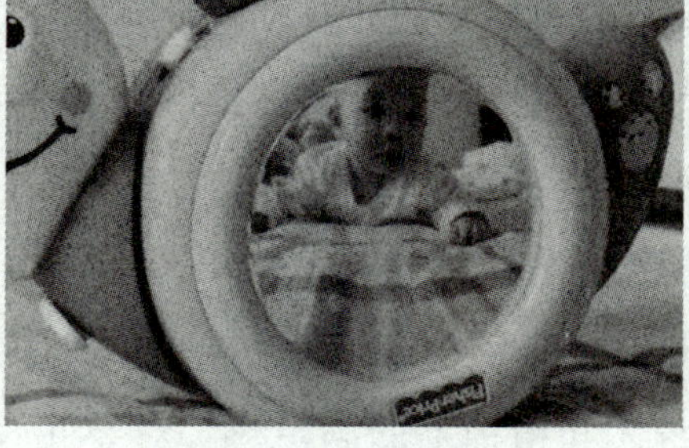

图3－7　照镜子

游戏时间：3～5分钟。

游戏方法：把婴儿抱在镜子前，让他追随、拍打镜像，用手指着他的脸反复叫他的名字。再指着他的五官以及头发、小手、小脚（不要指镜中），让他逐一认识。熟悉后再用他的手指身体各个部位，问婴儿："鼻子在哪里？嘴巴在哪里？眼睛在哪里？"教养人还可以和婴儿一起照镜子，通过镜子让婴儿分清自己和家长，并按照上面方法去认识教养人的五官、手和脚。

注意事项：认识五官有一个循序渐进的过程，教养人切忌不可操之过急，对婴儿失去耐心并催促练习。

四、情感与社会性发展及教育

（一）7～12个月婴儿情感与社会性发展目标

建立安全的亲子依恋关系；培养初步的自我意识；与教养人积极互动，逐步发展初步的社会交往能力。

（二）7～12个月婴儿情感与社会性教育要点

注意情感照护，观察婴儿的需要，尊重和满足婴儿的爱抚、陪伴、搂抱等情感需求，并给予及时回应。利用真实的生活事件帮助婴儿理解情绪符号，引导婴儿理解和辨别高兴、喜欢、生气等不同情绪。创设温暖、愉快的情绪氛围，做简单的家务活时可让婴儿参与或陪伴，让婴儿感受到自己也是家庭中的一员，感受做事的乐趣，促进婴儿交往的积极性。进行交往内容的游戏，让婴儿尝试体验、观察交往的态度、言行、规则等。

（三）7～12个月婴儿情感与社会发展训练及活动设计

1. 加强婴儿社会交往能力，提供更多的交往机会

婴儿交往机会少，尤其是同伴交往。然而交往能力是一个人快乐生活的基础，在婴儿成长过程中，需要成人恰当的引导。例如，可以带宝宝到小区、附近的公园散步，遇到小朋友时，教养人可以代宝宝向见到的小朋友打招呼，示范问好。示意宝宝可以向见到的小朋友招手、微笑、问好等。

2. 给婴儿以积极的情感体验

愉快的情感可以使婴儿健康地生长发育，教养人要以愉快、亲切、温柔的态度和情感照看婴儿，给婴儿提供身体和精神上的满足感。对婴儿轻柔地抚摸，与其交谈，引

逗他发声，播放轻音乐，悬挂色彩鲜艳的玩具等都可以让孩子产生愉快的情感体验。7～12个月婴儿情感与社会性发展的主要训练项目如表3-6所示。

表3-6　7～12个月婴儿情感与社会性发展的主要训练项目

月龄	发展项目	训练重点
7～8个月	学习用不同的情绪表达，喜欢玩躲猫猫，见生人躲闪、哭等，看不到教养会哭	鼓励婴儿表达自己的情绪，经常逗引婴儿
9～10个月	会注视，伸手去接触、摸另一个宝宝；听到表扬会开心，受到责骂会哭，懂得成人面部表情，会挥手再见、招手欢迎，会与同伴一起玩游戏（如图3-8所示）	开展表情游戏，与婴儿交流时运用恰当的手势和态度，并引导婴儿学习
11～12个月	情感表达更丰富，对父母表示依恋之情，自我意识萌芽，开始最初的交友模式	满足婴儿的依恋需求；及时制止婴儿做不能做的事情、危险的动作；初步学习约束自己，不能“为所欲为”；提供与他人交往的机会

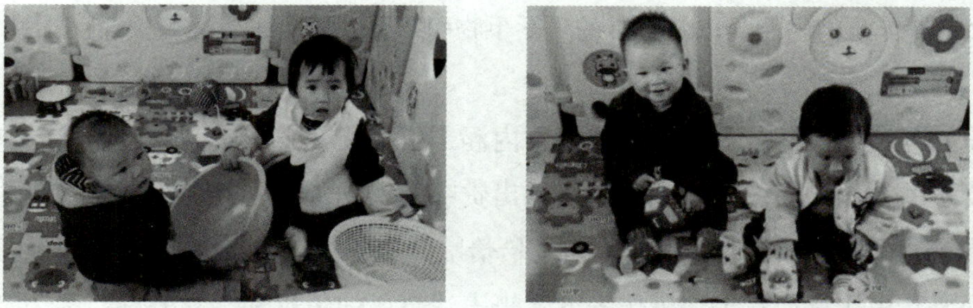

图3-8　婴儿早期社会交往

游戏名称：宝宝不见了（7～12个月）。

游戏目标：培养婴儿的观察能力，从认识自己到认识别人、与别人交往。

课程准备：镜子和能盖住镜子的布。

游戏时间：5分钟。

游戏内容：抱着婴儿坐在镜子前，告诉婴儿镜中的婴儿镜像就是自己，然后用一块布盖住镜子，问：“宝宝呢？”或“宝宝不见了！”然后掀开布说：“原来在这儿！”再盖上布，看看他会不会自己去掀开。如果他掀开看到了自己，你要假装很惊喜并告诉他，他很棒，能找到自己。

游戏建议：让婴儿知道他可以找到自己的镜像，而对“自己”有了认识。随着婴儿日渐长大，他常常会去找“不见了”的东西。而且，他还会去想念视线内所见不到的人。

五、艺术启蒙

婴儿早期接触艺术会给身心发展带来积极的效果，给婴儿带来直接的、自然的快乐。积极参与艺术活动，不仅有助于促进婴儿的智力发展，而且为他们将来的艺术能力发展打下良好的基础，促进婴儿的身心健康全面发展。图3-9是婴儿涂鸦作品。

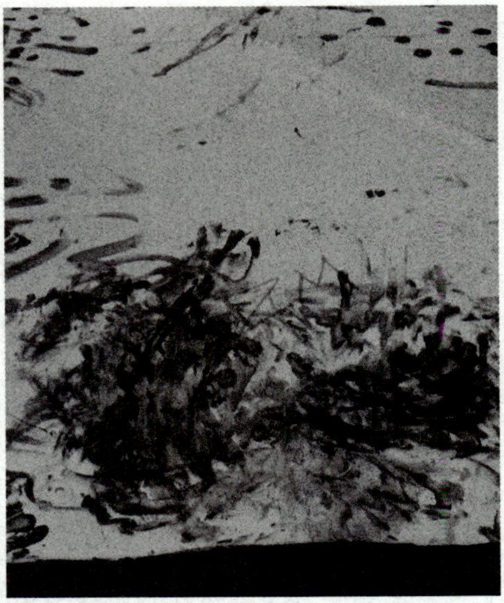

图3-9 婴儿涂鸦图片

（一）7～12个月婴儿艺术启蒙目标

让婴儿感受艺术的美，体验美的乐趣；培养婴儿愿意尝试艺术创作的兴趣。

（二）7～12个月婴儿艺术启蒙教育要点

1. 激发兴趣比掌握技能更重要

用心观察婴儿的兴趣点，对于婴儿自由涂鸦的作品，关注其表达的内容，而不随意评论画得像不像、合理不合理，鼓励婴儿参与创作。要利用大自然丰富的内涵，以及丰富的生活事物引导婴儿感受美、体验美，陶冶性情。

2. 艺术源于生活

教养人可利用生活或大自然中丰富的内涵，引导婴儿感受美。在公园里看到漂亮的花朵、清澈的湖水、高大的树木可以表示出赞叹；看到蝴蝶飞舞，听到莺声燕语我们也可以用诗句“留连戏蝶时时舞，自在娇莺恰恰啼”等来表达大自然的美好。

鼓励婴儿用涂鸦、欢笑、模仿等方式来表达自己的情感和兴趣爱好。多为婴儿准备动听的音乐、好看的图书、鲜艳动感的玩具等，培养婴儿乐观向上的性情，勇于表达自己的感受和要求。

3. 内容、环节丰富多元化

婴儿的兴致点多，可是保持的时间较短，每一个环节在意的内容不一样，如果仅采用单一精准定位反而不利于艺术的塑造，会导致片面性发展。艺术是多元的，艺术的来源更是丰富的，善于发现生活中的艺术启蒙，哪怕是每天的穿衣搭配、一日三餐都蕴含着艺术的元素。

（三）7～12个月婴儿艺术启蒙训练及活动设计

1. 律动启蒙

音乐教育是素质教育中的一个重点，而音乐教育中，律动与节奏是其“骨骼”，它是体验音乐美感的重要来源，同时蕴含着情感和充满着生命，在幼儿音乐启蒙教育中起着非常重要的作用。

2. 美术启蒙

7～12个月婴儿时期的艺术启蒙以观察能力和审美能力的培养为主，色彩、线条、形状、材质等的感知训练作为训练的主要内容，重参与，重体验。7～12个月婴儿艺术发展情况如表3－7所示。

表3－7　7～12个月婴儿艺术发展情况

月龄	音乐	美术
7～8个月婴儿	能辨别节奏变化，旋律发生变化会随之摇晃脑袋	初始涂鸦：动觉涂鸦阶段。随着手腕、手肘等关节的摆动，重复画图；喜欢红色、黄色
9～10个月婴儿	开始有节奏的发音	
11～12个月婴儿	模仿音调	

游戏名称：小树宝宝找朋友（如图3－10所示）。

游戏目标：激发婴儿大胆创作，积极参与活动；感受色彩的美丽，体验成功的喜悦。

游戏时间：5～10分钟。

游戏准备：颜料（安全、无毒、可水洗，或采用红心火龙果的果汁等）、画纸、婴儿罩衣、树的图片等。

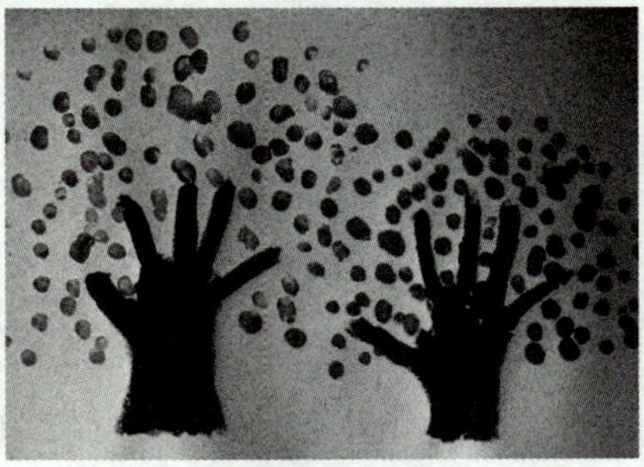

图3－10　手指画：小树宝宝找朋友

游戏方法：游戏开始前，可对婴儿进行树的简单介绍，包括树的形状、特点等（可用图片或者实物指导）。教养人带着婴儿用手掌先进行树干创作，然后用指腹点出树冠。画完一棵树后，可以表扬婴儿，鼓励婴儿再次重复以上，给小树找一个小伙伴。

游戏建议：不要关注婴儿涂画的结果好坏，培养涂画的兴趣更为重要。1岁前的画画以涂鸦为主，婴儿需要天马行空的想象，自由享受涂鸦带来的快乐。当然，也可以是生气的，也可以是平静的……创造性、情绪情感在此时得到了最大的发挥和宣泄。

资源链接

奥尔夫音乐教学法

奥尔夫音乐教学法的创建者卡尔·奥尔夫（1895—1982）是一位卓有成绩的德

国作曲家，他的音乐教育体系在全世界广为流传，教材被翻译成二十多种文字。他认为，传统音乐教学法舍本求末，过度强调技巧，却忽略了音乐的生命、创造和表达。而奥尔夫音乐教学法强调艺术教育的综合性，它把语言、律动和音乐教学相结合，通过节奏朗诵、拍手跺脚、音乐游戏、歌唱、舞蹈、绘画、演小剧、演奏奥尔夫乐器等多种形式，使婴儿不仅兴致勃勃地参与音乐活动，而且综合提高语言能力、理解力和表演能力。奥尔夫音乐教学法鼓励儿童的创新精神，让婴儿即兴创作，创新求异。特制的奥尔夫乐器使儿童能迅速在乐器上表述音乐的构想，享受创作的乐趣。

名人名言

如果早年我没有接受音乐教育的话，那么无论我在任何事业上都将一事无成。

——爱因斯坦

本章小结

本章主要围绕 7 ～ 12 个月婴儿的生理与心理发展做了简单的概述，着重讲述了针对该年龄段的婴儿如何做好其保育和教育。7 ～ 12 个月婴儿为辅食过渡、基本动作形成、语言与社会性萌芽的关键期，此阶段他们动作灵活，亲子依恋关系基本形成，同时随着婴儿活动能力和范围大幅提升，意外伤害的可能性也相应提高。掌握此阶段婴儿发展的特点，有针对性地对其进行活动指导，引导婴儿多体验，少说教，关注婴儿的行为表现，提高回应式照料的执行力。

同步练习

一、选择题

单选题

1. 下列不属于婴儿体格锻炼原则的是（　　）。

A. 循序渐进　　B. 持之以恒　　C. 形式多样　　D. 定时定点

2. 下列不属于手足口病传播途径的是（　　）。

A. 呼吸道飞沫传播　B. 消化道传播　C. 直接接触传播　D. 虫媒传播

3. 婴儿爬行的第一个阶段是（　　）。

A. 抵足爬行　B. 手膝爬行　C. 手足爬行　D. 自由爬行

多选题

1. 7～12个月婴儿的常见疾病有（　　）。

A. 腹泻　B. 黄疸　C. 鹅口疮　D. 肠胀气

2. 下列有利于婴儿语言发展的活动是（　　）。

A. 多看动画片　B. 多听电子音频故事

C. 购买声光玩具　D. 亲子阅读

二、判断题

1. 半岁后，婴儿因为有母体抗体的保护，所以抵抗力强。（　　）

2. 应该尽快教会婴儿用勺子进食，因为手上细菌较多，容易导致细菌感染。（　　）

3. 注意培养婴幼儿良好的口腔习惯，预防龋齿。（　　）

4. 婴儿1岁前可根据如厕意愿进行如厕训练。（　　）

5. 7～12个月婴儿每天的睡眠时长是10～12小时。（　　）

三、简答题

1. 7～12个月婴儿营养与喂养保育要点包括哪些？

2. 7～12个月婴儿生活与卫生习惯保育要点是什么？

3. 7～12个月精细动作主要发展训练项目有哪些？

四、思考题

7～12个月婴儿如何预防传染性疾病？

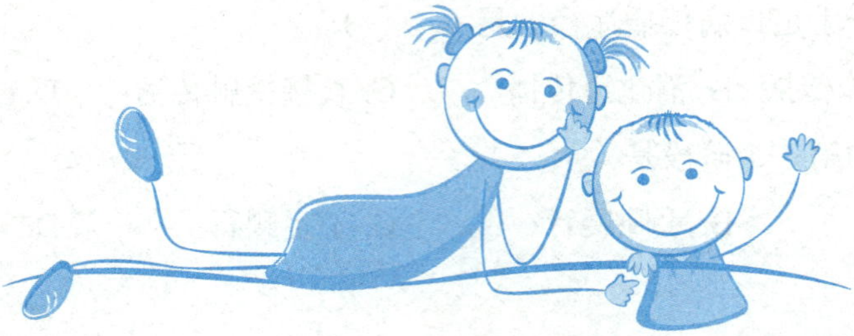

第四章　13～24个月幼儿的保育与教育

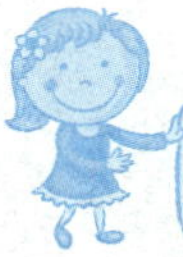

学习目标

知识目标

1. 了解 13 ～ 24 个月幼儿的生理与心理发展的基本理论知识
2. 掌握 13 ～ 24 个月幼儿的科学营养与喂养、生活照料、疾病护理和意外伤害与急救知识
3. 了解 13 ～ 24 个月幼儿的动作发展、语言发展、认知发展、情感与社会性发展和艺术启蒙的特点与规律

能力目标

1. 能够按照科学的配餐原则，为 13 ～ 24 个月幼儿进行营养搭配、科学喂养
2. 能够根据 13 ～ 24 个月幼儿的睡眠特点，安排幼儿安静入睡
3. 能够针对 13 ～ 24 个月幼儿的常见疾病进行护理，并且能够预防和简单处理常见的意外伤害
4. 能够组织与指导 13 ～ 24 个月幼儿的动作发展、语言发展、认知发展、情感与社会性发展和艺术启蒙的教育

情感目标

1. 具备婴幼儿托育行业从业人员的基本职业素养
2. 能够对婴幼儿托育事业拥有理想信念，具备关爱婴幼儿和教养好婴幼儿的观念

教学导入

20 个月的豆宝贝和妈妈一起玩一个游戏，妈妈偷偷给豆宝贝鼻子上点上了红点，并引导豆宝贝来到家里的镜子面前，豆宝贝马上意识到自己的鼻子上有红点并且尝试用手去摸。妈妈很惊讶：前几个月玩的时候，豆宝贝还是跑到镜子面前去擦镜子中鼻子上的红点，今天居然知道红点在自己的鼻子上。

问题：材料中的豆宝贝为何会有这样的转变呢？这种变化与什么有关呢？

第一节　13 ～ 24 个月幼儿生理与心理发展概述

婴儿经过一年身体和心理的发展，已经开始逐渐习惯了母体外的生活环境。13 ～ 24 个月幼儿生理和心理的发展逐渐稳定，不管是幼儿的脑、体重、身长（高）、动作、语言、感知觉等都有了一个质的转变，是婴幼儿非常重要的转折期。这个阶段他们有了人生中很多的第一次，第一次会行走，第一次清晰地叫“妈妈”“爸爸”，慢慢开始有自我意识，对事物也越来越敏感。只有了解了这一阶段幼儿的生理与心理发展特征与规律，才能够更好地实施保育与教育。

一、13 ～ 24 个月幼儿生理发展概述

（一）13 ～ 24 个月幼儿身体发育

评价幼儿的生长发育主要是有两类指标，一是形态指标，二是生理功能指标。常用的幼儿身体发育指标主要是形态指标，包括体重、身长（高）、头围、胸围和坐高，这些也是经常用来判断幼儿的健康成长与营养状况的指标。

1. 体重

体重指的是人体的总重量，是各器官、系统、体液重量的总和。新生儿出生时候正常体重为 2.5 ～ 4kg。13 个月时体重约为出生时候的 3 倍，即 7.5 ～ 12kg，24 个月时体重为出生时的 4 倍，即 10 ～ 16kg。

2. 身长（高）

身长（高）是颅顶至脚跟的垂直高度。3 岁以下的幼儿站立测量不是很准确，故采

用仰卧位测量，称为身长。3 岁以后可以站立测量，称为身高。站立和仰卧位的测量略有 1 ～ 2cm 的差距。新生儿出生时身长平均是 50cm，第一年增长很快，13 个月时大概是出生的 1.5 倍，即 75cm 左右，第二年增长的速度会有所减慢，平均增长 10cm，2 岁时身长（高）85cm 左右。

3. 头围

头围是反映孩子脑发育的重要指标，和身长（高）、体重变化规律差不多，新生儿头围平均 34cm，13 个月时幼儿头围为 45 ～ 47cm，第二年头围增加约 2cm，即 2 岁的头围约为 47 ～ 49cm。头围较小表示脑发育不良，头围过大可能会是脑积水等。

4. 胸围

胸围体现的是胸廓和肌肉发育情况。新生儿胸围约为 32cm，13 个月时胸围约等于头围，约为 45 ～ 47cm，之后胸围超过头围。2 岁以前幼儿胸廓发育迅速。

5. 坐高（顶臀长）

坐高（顶臀长）是坐位时从颅顶到臀部的垂直高度，表示躯干的长度，可以间接地了解内脏器官的发育情况。幼儿随着年龄的增长，下肢的增长速度加快，所以坐高占身高的比例逐年降低。

（二）13 ～ 24 个月幼儿身体发育的测量

1. 体重的测量

一般新生儿测量体重多用婴幼儿磅秤，1 个月～ 7 岁可用杠杆秤，测量体重单位宜用“kg”为单位，取小数点后两位数，如 10.25kg。被测量的幼儿应脱去外衣、帽子、鞋子，尽量单衣、单裤，同时宜空腹进行。也可采用不脱衣前称重，之后再减去衣物的重量即可，1 岁以前的婴儿采用卧位测量，13 ～ 24 个月的幼儿可以采用坐位进行测量（见图 4－1）。测量时，幼儿不应接触其他物品或者家长扶着，以免影响测量数据的准确度。

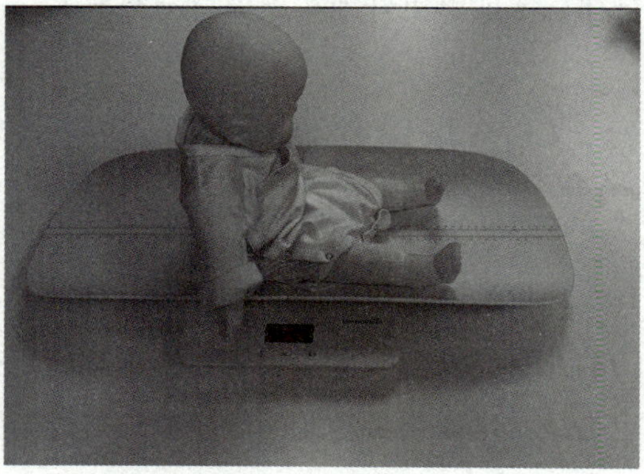

图 4－1　坐位测体重

2. 身长（高）的测量

3 岁以下可以用量床测量身长（高），单位为“cm”，取数到小数点后一位，如 50.2cm。测量时首先应脱去幼儿的外套、帽子、袜子、鞋子，让幼儿面朝上躺于量床的中间，头顶触板，将头扶正，两耳齐平。测量者站于幼儿一旁，一只手握住幼儿的双膝，让幼儿脚伸直，另一只手将移动足板贴紧双脚足底，然后读取测量的数据，注意此时量板两侧数据应一致。如图 4－2 所示。

3. 头围的测量

测量头围时，幼儿仰位、坐位、立位均可。测量者站于幼儿的前方或侧方，用一只手取软尺将软尺零点对准幼儿额头眉间处，用软尺紧贴头皮，前齐眉弓上缘，后经枕骨结节，左右对称环绕一周，精确读数到 0.1cm，如 46.5cm。如图 4－3 所示。

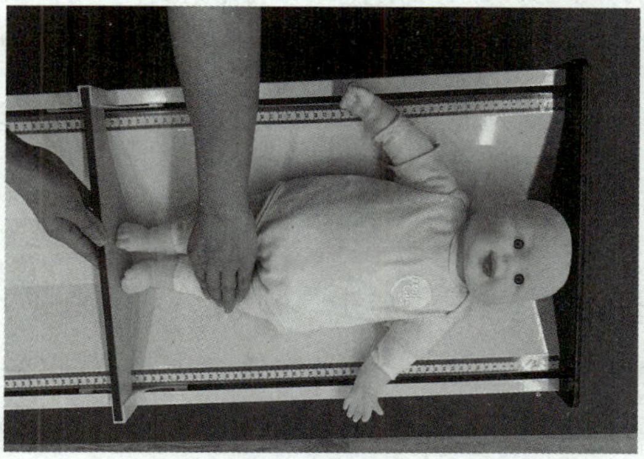

图 4－2　测身长（高）

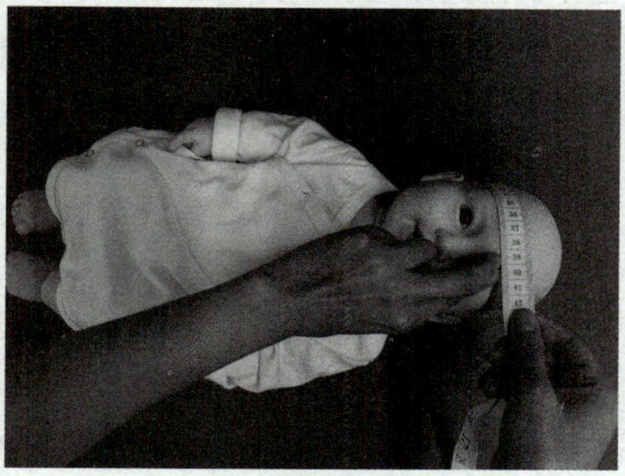

图 4－3　侧头围

4. 胸围的测量

3 岁以下宝宝测量胸围时取卧位，让幼儿平躺在床上，两手自然平放，将软尺零点固定于乳头下缘，使软尺接触皮肤，经两肩胛骨下缘绕胸围一圈回至零点，读取的数值即是胸围，如图 4－4 所示。测量的数据要取呼气和吸气时测量的平均数，数据精确到小数点后一位，如 46.2cm。由于营养状况、气候条件不同，孩子发育也有差别。另外，男宝宝和女宝宝胸围也有差别，一般男宝宝较女宝宝胸围大一些。

5. 坐高（顶臀长）的测量

3 岁以下使用测量床，幼儿取平卧位。注意三个垂直：大腿与躯体，大腿与小腿，足板与测量床。头部扶正，头顶触及头板，测量者提起幼儿双腿使其小腿与大腿垂直，大腿与躯干垂直，足板与测量床垂直，同时移动足板使其贴紧臀部，准确读数至 0.1cm。如图 4－5 所示。

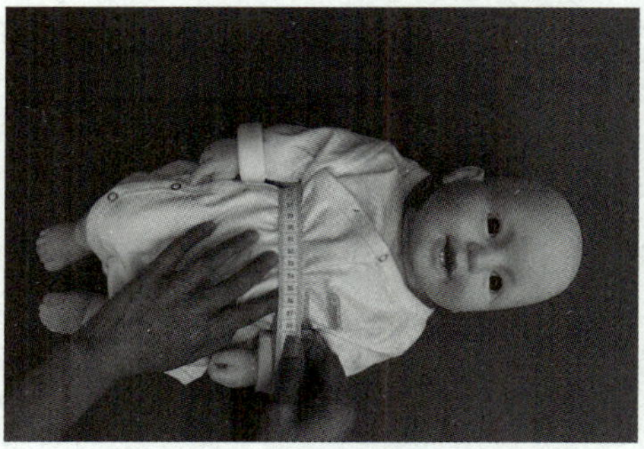

图 4－4　卧位测胸围

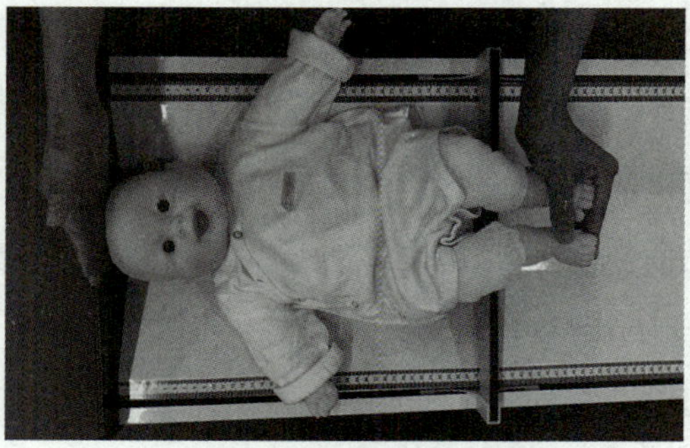

图 4－5　测量坐高

二、13 ～ 24 个月幼儿心理发展概述

（一）动作发展

婴幼儿的动作发展受到身体的生长发育影响，所以动作发展也遵循一定的规律，如从整体动作到分化动作，从上部动作到下部动作，从大肌肉动作到小肌肉动作，从无意动作到有意动作。婴幼儿的动作发展包括躯干与四肢（粗大动作与精细动作）的动作发展。13 ～ 24 个月幼儿动作的发展主要是由移动活动到基本运动机能过渡，包括爬（障碍爬）、走、滚、踢、扔、接等。

1. 粗大动作的发展

婴幼儿的粗大动作主要体现在大肌肉动作，包括头部、躯干、脚等。13 ～ 24 个月幼儿粗大动作基本上比较完善，爬行对于此阶段的幼儿已经是非常娴熟，13 个月已经开始进入学步阶段，有着强烈的独立行走愿望。但开始时绝大多数幼儿还走不稳，会扶着物体走路。14 个月逐渐能够走稳；15 个月时已经可以爬楼梯，向上爬向下爬，并且能够自己捡起来地上的东西；18 个月以后就已经走得非常平稳，会倒着走，并且还会跑；24 个月时会双脚并跳，会扔球和踢球。

2. 精细动作的发展

婴幼儿的精细动作主要体现在小肌肉的动作，主要是手与手指的小肌肉（群）动作。13 ～ 24 个月是幼儿精细动作形成的重要时期。13 个月时，一个手能够抓握住两三个小物品，并能够左右手交替拿捏物品，能够抓住汤勺，能独自端着杯子喝水；15 个月时，能够用勺吃东西，能垒 2 ～ 3 块积木，开始握笔乱涂乱画；18 个月时，能垒 4 块积木，并喜欢翻书，能够几页几页地翻书，并对拉链和扣子感兴趣；22 个月的幼儿开始经常翻家里的抽屉、盒子等，并找到自己喜欢的物品来摆弄；24 个月的幼儿能够垒 6 ～ 7 块积木，能够一页一页地翻书，会正确握笔，模仿画线。

（二）语言发展

1 ～ 3 岁属于言语的发生阶段，分为两个阶段：一是理解语言迅速发展阶段（1 ～ 1.5 岁），这个阶段幼儿理解的语言增加，但说出的词语比较少，常用点头、摇头或手势示意，不怎么开口说话；二是积极说话的发展阶段（1.5 ～ 3 岁），这阶段幼儿的说话积极性非常高，词语大量增加，言语结构也复杂化，语句掌握很迅速。同时 1 ～ 1.5 岁出现单词句，用一个词代表句子；1.5 ～ 2 岁出现双词句，用两个词组成不完整句子。

（三）认知发展

幼儿的认知发展主要是指幼儿阶段对主观世界和客观世界的认识过程，包括感知觉、注意、记忆、思维、想象等。

1. 感知觉的发展

（1）感觉的发展。

视觉：13～24个月幼儿视力为0.5～0.6，此时视觉成像发育已经成熟，可以给一些较为精细的玩具或者物品进行视觉刺激。听觉：13～15个月幼儿区分声音的能力更加成熟，并能够根据声音的节奏做动作，18个月左右能够区分物品的声音，也能够听从声音的指令，2岁左右已经具备听觉记忆能力，可以进行对话。

（2）知觉的发展。

2岁时幼儿开始区分不同形状的物体，如圆形、三角形等。1岁多，对于刚学会走路的幼儿，已经能够辨别室内的方位，知道某些用品或食品所在的位置，也知道出门的方向。[①]同时2岁的幼儿初步能够表达一些关于时间的词汇，如今天、昨天、刚刚、天黑了、天亮了等，但是有时候表述的时间概念和实际不相符。

2. 注意的发展

注意一般分为有意注意和无意注意，婴幼儿阶段以无意注意为主。18个月幼儿能对感兴趣的事物集中注意力5～8分钟，21个月的幼儿能集中注意力8～10分钟，24个月的幼儿能集中注意力10～12分钟。

3. 记忆的发展

你能记起3岁以前的事情吗？答案往往是：不记得。这种无法回忆生命中早期事件的现象被命名为婴儿期健忘。[②]因为整个婴幼儿阶段，无意记忆占优势，13个月以后幼儿记忆范围扩大，但无意识性很强，他们比较容易记住自己感兴趣的东西，记忆常常无目的，记忆周期不是很长，就算是有刺激物帮助，持久的时间大概为13～17周。

4. 思维的发展

婴幼儿思维发生在感知和记忆等过程之后，一般在2岁左右，2岁之前是思维发生的准备阶段。婴幼儿思维的发展包括三种形态：直觉行动思维、具体形象思维和抽象逻辑思维。13～24个月这个阶段主要处于直觉行动思维阶段，该阶段的典型方式就是尝试错误，主要特点是直观性和行动性。

---

① 但非，刘彦华．婴幼儿心理发展与教育［M］．南京：江苏人民出版社，2008：203.

② 许晓辉．0～3岁婴幼儿的保育与教育［M］．北京：中央广播电视大学出版社，2012：73.

5. 想象的发展

13～24个月的幼儿，因生活经验缺乏，言语水平较低，头脑中的表象有限，因此只有想象的萌芽。能够把生活中某些简单的行为体现在自己的游戏当中，如幼儿在给洋娃娃洗澡的时候，就会想到妈妈给他洗澡的情景。

（四）情感与社会性发展

1. 情感的发展

婴幼儿的情感一般是由生理性向社会性转变发展，此阶段他们的情感容易冲动外露。除了13个月之前呈现的情感：痛苦、厌恶、微笑反应、兴趣、社会性微笑、愤怒、悲伤、惧怕等，13～24个月的幼儿主要呈现的情感还有惊奇、害羞、焦虑等较为复杂的情感。

2. 自我意识的发展

自我意识是对自己存在的察觉，即自己认识自己的一切，包括认识自己的生理状况、心理特征以及自己与他人的关系。1～2岁幼儿认识到自己是一个独立的人，把自己作为一个独立的个体来看待。阿姆斯特丹的“点红实验”研究发现，18～24个月幼儿开始有自我意识的概念，标志着自我意识的出现，开始掌握代词“我”。

资料链接

阿姆斯特丹的点红实验

一、实验目的

研究婴儿的自我意识水平。

二、实验过程

阿姆斯特丹（1972年）借用动物学家盖勒帕在黑猩猩研究中使用的点红测验（以测定黑猩猩是否知觉“自我”这个客体），从而使有关婴儿自我觉知的研究取得了突破性进展。实验的被试是88名3～24个月大小的婴幼儿。实验开始，在婴幼儿毫无察觉的情况下，主试在其鼻子上涂一个无刺激红点，然后观察婴儿照镜子时的反应。研究者假设，如果婴儿在镜子里能立即发现自己鼻子上的红点，并用手去摸它或试图抹掉，表明婴儿已能区分自己的形象和加在自己形象上的东西，这种行为可作为自我认识出现的标志。

三、实验结论

阿姆斯特丹对研究结果经过总结得出，婴儿对自我形象的认识要经历三个发展阶段。

第一个是游戏伙伴阶段：6～10个月。此阶段婴儿对镜中自我的映像很感兴趣，但认不出他自己。

第二个是退缩阶段：13～20个月。此时婴儿特别注意镜子里的映像与镜子外东西的对应关系，对镜中影像的动作伴随自己的动作更是显得好奇，但似乎不愿与“他”交往。

第三个是自我意识出现阶段：20～24个月。这是婴儿在有无自我意识问题上的质的飞跃阶段，这时婴儿能明确意识到自己鼻子上的红点并立刻用手去摸。

资料来源：心理学空间．自我意识实验：阿姆斯特丹等人的点红实验．https://www.psychspace.com.

3. 社会性的发展

8个月的时候，婴儿就开始经常关注母亲，一旦母亲从视线中消失就不安和哭闹，14～20个月的幼儿针对这种分离焦虑情感反应达到顶峰。对于同伴交往，13～18个月的幼儿有“简单交往”，同伴之间会互相注意、交谈、模仿和给玩具。18～30个月幼儿发生“互补性交往”，同伴之间会出现合作、互补、互惠等行为。

第二节　13～24个月幼儿的保育

13～24个月幼儿身体生长发育非常快，但对环境的适应能力还比较弱，对疾病的抵抗力也比较差。此阶段幼儿身体健康成长也很关键，所以幼儿的保育尤为重要，总的来说就是要做好幼儿的营养与喂养、生活照料，懂得基本的疾病护理，能辨别常见的意外伤害并会简单的急救措施。

一、营养与喂养

营养是婴幼儿身体生长发育和身心健康成长的重要物质基础与保障。出生后的婴幼儿主要是从摄入的食物中汲取营养，营养不足会导致婴幼儿身体发育不良、生长迟缓，引起营养不良以及其他问题。所以合理的营养与喂养是幼儿健康成长的第一步。

（一）确保足够的乳类食物

13～24个月幼儿继续母乳或配方奶喂养，每天应当给予500ml母乳或配方奶，配方奶一般选择第3段奶粉，具体购买时看清年龄分段。此阶段不建议喂养普通牛奶、成人奶粉或豆粉，否则会增加幼儿肾脏和肠道的负担。

（二）提供多元化的食物

此阶段可以引入奶制品作为辅食，每日提供多种类食物，提供多元化的食物，确保多种类的营养。人体需要 6 大营养素：蛋白质、脂肪、碳水化合物、维生素、无机盐和水，因此在为幼儿制作辅食、搭配食物时，应参照 13 ～ 24 个月幼儿每日营养素的需要量表（见表 4－1）。按照以上要求，建议为 13 ～ 24 个月幼儿制订膳食计划和科学食谱，提供与其年龄发育特点相适应的食物，如表 4－2、表 4－3 所示。

表 4－1　正常 13 ～ 24 个月幼儿每日营养素的需要量

热能（kcal）	碳水化合物（%）总能量	脂肪（%）总能量	蛋白质（g）	维生素（μg）						盐类、微量元素			
				A	D	B_1	B_2	C	烟酸	钙（g）	磷（g）	铁（mg）	锌（mg）
1 050 ～ 1 100	50	25 ～ 30	35	500	10	0.6	0.6	60	6	0.6	0.45	12	9

表 4－2　13 ～ 18 个月幼儿一日食谱

时间	食谱
6:00	母乳或配方奶 200ml，小肉包：面粉 15g，肉 10g
9:00	母乳或配方奶 100ml，饼干 1 块
12:00	软饭：大米 30g；土豆肉末：肉末 25g，土豆泥 25g，胡萝卜 10g，油 4g，盐适量
15:00	赤豆粥：大米 15g，赤豆 3g
18:00	软饭：大米 25g；番茄炒蛋：鸡蛋 1 个，番茄 30g，油 4g；苹果 1 个
21:00	母乳或配方奶 200ml

表 4－3　19 ～ 24 个月幼儿一日食谱

时间	食谱
6:00	母乳或配方奶 200ml，小肉包：面粉 15g，肉 10g
9:00	母乳或配方奶 100ml，饼干 1 块
12:00	软饭：大米 35g；溜鱼片：青鱼片 30g，油 3g，盐适量；蘑菇青菜：青菜 30g，油 3g，蘑菇 35g，盐适量
15:00	小馄饨：面粉 20g，猪肉 10g
18:00	软饭：大米 30g；红烧狮子头：猪肉 30g；菠菜蛋花汤：菠菜 25g，鸡蛋半个，麻油 2g，盐适量
21:00	母乳或配方奶 200ml

（三）遵循恰当的烹饪要求

因为此阶段幼儿肠胃消化功能尚未发育完善，食物的选择、烹调的方法等都与成人有所不同，所以需要单独为幼儿烹饪食物。

（1）食物的选择应新鲜、软嫩多汁、质地细腻。

（2）食物的加工应切碎煮烂，易于幼儿咀嚼、吞咽和消化。

（3）食物的烹饪应以蒸、煮、炖等为主，不宜用炸、煎、烤等方式。

（4）食物的口味应以清淡为主，不宜过咸，不宜使用其他调味品。

（5）食物的品种应多样化，注意更换，避免挑食。

（四）培养良好的饮食习惯

培养婴幼儿的良好饮食习惯不仅能保证幼儿的食欲，同时有利于促进营养素的吸收，帮助幼儿肠胃功能发育完善，最终使幼儿健康成长。

（1）养成规律进餐好习惯。一天主食三次，两次点心；遵循三定原则，即定量、定时、定点。

（2）营造良好进餐环境。营造安静、和谐、愉悦的用餐环境，提供童趣化的餐椅、餐具等，为幼儿提供自己练习用匙、筷的机会使其进行自主进餐。

（3）建立合理饮食结构。根据幼儿的生理特征和营养需求，提供营养均衡的食物，合理安排膳食，避免高热高糖的垃圾食品，控制零食。

（4）培养良好的饮食卫生习惯。集中注意力吃饭，学会饭前洗手的好习惯。

二、生活照料

（一）睡眠

1. 睡眠的特点

睡眠是一种生理行为，睡眠对幼儿的生长发育尤其是大脑的发育尤为重要，所以保证幼儿睡眠时间与质量非常重要。13～24个月的幼儿，每天的睡眠时间一般为14小时左右，白天睡眠次数为1～2次，白天每次睡眠时间为1.5～2小时，晚上睡眠时间不少于10小时。

2. 睡眠活动的指导要点

（1）营造良好的睡眠环境。

为婴幼儿提供良好的睡眠环境和设施，温湿度适宜，空气新鲜，白天睡眠不过度遮蔽光线，设立独立床位，保障安全、卫生。

（2）做好睡前的准备工作。

首先，生理上做好准备。晚饭不宜吃得过饱或过少，睡前不喝大量的水，睡前如厕。睡前刷牙，洗脸、脚、臀部，并换上宽松的睡衣。其次，坚持开展睡前活动，确保幼儿进入较安静状态。睡前不做剧烈运动，可做一些安静的小游戏，可播放或哼唱催眠的音乐促使幼儿入睡。

（3）建立规律的睡眠模式。

睡眠的指导要点是帮助幼儿形成规律的睡眠模式。可以为幼儿做一些睡眠暗示，每当要睡觉之前都做相同的事情，比如洗澡、听歌、讲故事等，这样有助于幼儿形成固定的睡眠时间，逐渐建立规律的睡眠模式。

（二）大小便与如厕

1. 大小便的特点

13～24个月的幼儿因为已经开始吃辅食并逐渐接近成人的饮食，所以幼儿的大便次数基本上是一天一次，大便颜色淡黄，略干燥，有臭气味。该阶段幼儿小便尿量在700ml左右，尿量的多少也还取决于摄入水分的多少和气温的高低。排尿的次数一般是吃奶次数的三倍左右，约为10～12次。尿液为淡黄色，无味。

2. 如厕训练的时间把握

13～24个月的幼儿已经可以用简单的语言来表达自己的大小便需求，所以可以在夜间睡觉时使用尿不湿，白天引导幼儿自己如厕。

（1）幼儿13个月开始就已经能够理解成人的语言表达，也可以简单表达自己的想法和需求，此时，成人可以告诉幼儿便盆的作用和使用的原因等。

（2）18～24个月的幼儿神经系统发育迅速，大脑能够指挥身体控制大小便的行为，是接受如厕训练的最好时机，这样当幼儿有便意时，他会主动要求坐便盆。

3. 如厕的指导要点

（1）仔细观察幼儿是否有排便的信号，如表情或动作，比如说突然站立不动、脸部通红、使劲、身体颤抖、双脚急踏等。

（2）为幼儿提供幼儿马桶，让他熟悉马桶，每天没有便意也坐一会，体验一下坐马桶的感觉，并引导幼儿有便意时坐到自己的马桶上完成。

（3）引导幼儿学会如何大小便。成人可以做出相对应的动作让幼儿模仿。

（4）18个月左右的幼儿，可以引导他学会表达自己的大小便需求，如“老师/妈妈，我想大便”。

（5）13～20 个月幼儿大便时间 5 分钟左右，小便时间 1～2 分钟，时间不宜过长。

（三）穿脱衣服

1. 穿脱衣服的方法

（1）穿衣服的方法。

一是套头衣服或内衣。用双手将衣服从底部卷至领口，并将领口撑开放于幼儿的头部，迅速套至颈部下方，套的过程切记不要碰到幼儿的耳朵，并将衣服拉至肩膀处；将袖口从底部卷至肩膀处呈圆形，撑开袖口将幼儿的手放入袖口，一只手抓住幼儿的手，另一只手松开袖子，将衣服往上拉；用同样的方法穿另外一只手的袖子。

二是前开襟衣服。将衣服打开披在幼儿的身上，将幼儿的手先放入袖口，一只手拉住幼儿的手，另一只手将衣袖往上拉，用同样的方法穿另一只衣袖。整理衣服，拉上拉链或者扣上纽扣等。

（2）脱衣服的方法。

一是套头衣服或内衣。首先握住幼儿的肘部位置，将一只衣袖的袖口卷起，幼儿配合轻轻把手臂拉出，再将手撑住幼儿的衣领口，幼儿小心地配合将头从中出来，顺势抓住另一只袖子，然后脱去整件衣服。

二是前开襟衣服。解开纽扣或者拉链，一只手拉住袖口，幼儿配合将手从中拉出，另外一只手也如此即可。

2. 穿脱衣服的指导要点

（1）通过一日活动培养幼儿穿脱衣服的技能。将穿脱衣服渗透到一日活动中，有意识地通过各类活动引导幼儿学习穿脱衣服的技能，告诉幼儿自己的事情需要自己做，培养幼儿主动穿脱衣服的意识。

（2）引导幼儿学会穿脱衣服。13～24 个月幼儿已经能够配合成人穿脱衣服，并逐渐学会自己穿脱衣服。所以可以根据幼儿的身心发展特点，让幼儿先学会脱衣服再学会穿衣服。

（3）为幼儿提供练习穿脱衣服的机会。幼儿在学会如何穿脱衣服后，成人应为幼儿多提供机会去练习。从开始帮助幼儿穿一只袖子，幼儿完成另外一只袖子，到幼儿完全可以独立完成穿脱衣服。

（四）清洁与卫生

1. 幼儿身体的清洁

（1）幼儿手的清洁。

13～24 个月的幼儿可以通过成人示范逐渐学会自己洗手，不用成人帮忙即可完成。

为幼儿准备洗手的物品，包括毛巾、婴幼儿洗手液或肥皂等。运用七步洗手法：内、外、夹、弓、大、立、腕。一内：掌心对掌心，手指并拢，相互揉搓；二外：手心对手背沿指缝相互揉搓，双手交换进行；三夹：掌心相对，双手交叉指缝相互揉搓；四弓：弯曲各手指关节，使关节在另外一个掌心揉搓，双手交换进行；五大：大拇指在对侧手掌中揉搓，双手交换进行；六立：将五个手指尖并拢放在对侧掌心揉搓，双手交换进行；七腕：清洗和揉搓手腕及手臂，双手交换进行。注意：揉搓不少于 15 秒。如图 4－6 所示。

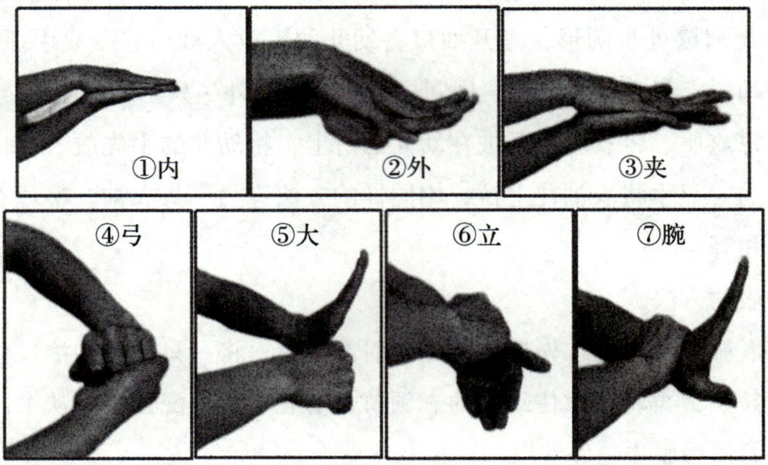

图 4－6　七步洗手法

可通过引导幼儿用有趣的儿歌进行洗手。

洗手儿歌

打开水龙头，淋湿小小手，擦擦小肥皂，相对搓搓手。

手心对手背，相互搓一搓。互握大拇指，相互转转转，

指关节弯弯腰，掌心上面来搓搓。手腕洗一洗，龙头冲一冲。

关紧擦干净，细菌全跑掉。

（2）幼儿牙齿的清洁。

13 ～ 24 个月的幼儿基本上已经有 8 颗牙了，这时候牙齿的清洁与护理很重要。可以购买专门的幼儿牙刷和牙膏，首先协助幼儿刷牙，之后再示范正确的刷牙方式，让幼儿慢慢学会自己刷牙。教会幼儿刷牙可以运用童趣的方法，将刷牙的正确方法编成朗朗上口的儿歌。

我会刷牙

小牙刷，手中拿，张开我的小嘴巴。

上面牙齿往下刷，下面牙齿往上刷。

左刷刷、右刷刷，里里外外都刷刷。

早晨刷、晚上刷，刷得干净没蛀牙。

刷完牙齿笑哈哈，露出牙齿白花花。

（3）幼儿洗头与洗澡。

一是幼儿洗头。成人提前准备好洗头的所有物品（洗头的毛巾、干毛巾、婴幼儿洗发水），水盆中倒入适宜的温水（40℃左右），找到合适的位置放好板凳（如果是站立式的洗头洗澡台则不需要）。让幼儿仰卧在成人的左前臂，左手扶住幼儿的头，左手的拇指和中指将幼儿的两只耳朵最柔软的部位压在耳朵眼上，前臂托住幼儿的腰和背部，慢慢将幼儿放下至水盆上方，右手将毛巾将幼儿的头发淋湿，之后将洗发水倒在手中搓出泡泡，再将泡泡涂抹在湿头发上，注意保护幼儿的眼睛和耳朵，最后将幼儿身上的洗发水冲洗干净。

二是幼儿洗澡。洗澡前准备好幼儿的洗澡盆、小毛巾、浴巾、婴幼儿沐浴乳（露）、润肤露、按摩油、护臀霜、棉签、换洗衣物等所需物品。室温保持在24℃左右，每天洗一次澡。洗澡时间不宜超过10分钟。开始洗澡时，将幼儿衣物脱去后幼儿立即进入水中，以免着凉，洗澡的清洗顺序为：颈部—腋下—胸腹部—手足—背部—臀部。注意为女幼儿清洗臀部时，由上到下、由前到后。沐浴后顺序：擦干—（涂润肤露、按摩油—抚触）—穿衣服。

2. 日常生活中的清洁与消毒

（1）餐具、奶瓶的清洁与消毒。

首先做好消毒前的准备，将使用过的餐具和奶瓶（各部位拆洗）清洗彻底，刷干净，并用流水冲洗干净，再选用消毒的方式。一是沸水消毒。将清洗干净的奶瓶和餐具放入已经煮沸的清水中，完全浸泡在水中，煮2～3分钟即可。二是蒸汽消毒。也就是蒸汽锅消毒，将70ml的水放入发热底盘，将奶瓶、餐具放入下篮筐，瓶口、碗口朝下，其他小配件放入上篮筐，盖上盖子启动按钮，消毒完成指示灯也会自动关掉（可设置时间12分钟左右）。

（2）玩具的清洁与消毒。

耐热的木制玩具可在开水中煮沸10分钟左右；塑料和橡胶玩具可在0.2%的漂白粉溶液中浸泡20～30分钟；毛绒玩具可在烈日下暴晒4～6小时（无太阳时也应随时清除灰尘，喷洒温和安全的消毒液）；电动、电子玩具可用酒精棉球擦拭。

（3）衣物的清洁与消毒。

幼儿的衣物应与成人的衣物分开清洗，清洗时用热水50～60℃水浸泡，使用专门的婴幼儿洗衣液、肥皂等，幼儿衣物清洗干净后晾晒在太阳底下，如阴天时，也可等衣物干后，用熨斗熨一下，起到除菌和消毒作用，当然如果有专门的自带杀菌消毒作用的婴幼儿洗衣机就更好了。

三、疾病护理

13～24个月的幼儿常见疾病有急性上呼吸道感染、肺炎、鼻出血、秋季腹泻、腹痛、缺铁性贫血等，其病因、临床表现及预防与护理措施见表4-4。

表4-4 13～24个月幼儿常见疾病与护理

序号	类型	疾病	病因	临床表现	预防与护理措施
1	呼吸系统常见疾病	急性上呼吸道感染	婴幼儿出生六个月后，随着从母体中获得的抗体逐渐减少，患上呼吸道感染的机会逐渐增加，一年四季均可发病，尤其早春、晚秋、冬季更是多发季节。常常是病毒性感染所致，是婴幼儿常见病、多发病。	1. 常见局部症状：鼻塞、流清水样鼻涕（合并细菌感染时可出现浓稠的鼻涕）、打喷嚏、干咳、咽痛或咽部不适感；2. 病情较严重会出现发热（39～40℃）、头痛或全身酸痛、疲劳乏力、消化道症状（食欲不振、呕吐、腹泻、腹痛）。	1. 护理：注意正确遵医嘱服药，防止交叉感染，合理饮食，多饮水等，如有高热要在医生指导下退热，缓解口腔疼痛，缓解鼻塞；2. 预防性措施：锻炼身体、注意卫生、提倡母乳喂养、远离传染源、避免交叉感染、避免被动吸烟。
2		肺炎	婴幼儿呼吸道发育不成熟因素、疾病的影响、环境因素。	发热和持续咳嗽是肺炎最大的症状。	1. 保持空气流通；2. 患儿充分休息；3. 供给充足营养和水分；4. 保持呼吸畅通；5. 随时密切观察，如有不适及时就医。
3		鼻出血	鼻腔内的血管位置通常比较浅，容易受伤或者受到刺激。由于天气干燥或者抠鼻划伤血管引起，极少数是由于重大疾病造成，如出血性疾病、血管瘤和白血病。	1. 绝大多数为单侧鼻出血；2. 双侧鼻出血常见于全身疾病患者，如白血病等；3. 血液通常经鼻孔流出；4. 鼻腔后部出血往往迅速流向鼻咽部，血液从口中吐出。	1. 坐在椅子上保持身体微微前倾；2. 用拇指与食指捏住双侧鼻翼（无论单侧还是双侧出血）；3. 按压幼儿鼻翼至少5分钟，注意计时；4. 可以选择鼻梁部位冷敷，收缩血管减慢出血速度；5. 如果仍出血，再重复一次，如果按压止血长达30分钟仍无法止血应立即就医。

续表

序号	类型	疾病	病因	临床表现	预防与护理措施
4	消化道常见疾病	秋季腹泻	1 岁左右的幼儿易患，常发生在 9 ～ 11 月，主要是轮状病毒感染引起。婴幼儿肠胃功能较弱，胃液、消化液相对较少，胃肠抵抗能力差，容易感染此类病毒。	咳嗽、发热、咽部疼痛、呕吐、腹痛等，大便每日数次，多为水样、蛋花样或呈喷射状；严重者还会出现电解质紊乱，还可合并成脑炎、肠出血、肠套叠而危及生命。应注意婴幼儿是否脱水。	1. 加强综合护理，调节饮食，轻者不用禁食，重者应禁食 6 ～ 24 小时，禁食一定时间缓解后，逐步恢复饮食；2. 做好大便后的清洁，每次用温水清洗肛门；3. 视情况做判断，脱水严重者立即就医，轻者观察一天，如第二天仍然没有改变立即就医。
5		腹痛	是该年龄段的常见疾病，有可能是肠道痉挛、肠虫症、急性阑尾炎、肠套叠。	1. 肠道痉挛：疼痛剧烈，幼儿哭闹不止，痉挛解除，疼痛即刻缓解；2. 肠虫症：当某种因素刺激虫体，可使蛔虫窜上窜下蠕动，刺激肠道引起痉挛疼痛；3. 急性阑尾炎：早期并无典型症状，可能肚脐周围有轻微疼痛，有时呕吐、腹泻，按压疼痛并不明显；4. 肠套叠：呕吐、便血、痉挛性腹痛。	鉴于婴幼儿腹痛病因比较复杂，婴幼儿又缺乏一定的表达能力，所以不要以疼痛来判断病情，更不能盲目按揉腹部，最好的办法就是立即就医。
6	营养性疾病	缺铁性贫血	6 个月～ 2 岁最多见，病因：1. 先天储铁不足；2. 铁的摄入量不足；3. 生长发育过快；4. 铁的丢失或消耗过多。	皮肤、黏膜逐渐苍白或苍黄，易感疲乏无力，易烦躁哭闹或精神不振，不爱活动，食欲减退。	1. 添加含铁较多的辅食；2. 进食含有丰富维生素 C 的蔬菜、水果；3. 咨询医生。

四、意外伤害与急救

13 ～ 24 个月幼儿常见的意外伤害有气管异物、擦伤、挫伤、扭伤、烫伤等，产生这些意外伤害的主要原因及预防措施、急救护理详见表 4－5。

表 4-5　13～24 个月幼儿常见意外伤害与护理

序号	意外伤害	主要原因	预防措施	急救护理
1	气管异物	13～24 个月幼儿由于吞咽功能不完善，气管保护性反射不健全，一旦异物呛入气管，没办法咳出异物，导致异物吸入气管从而出现呼吸困难、窒息等症状。	1. 坐位、立位进食；2. 幼儿进食时忌打闹嬉戏；3. 纽扣、硬币、药物等放至幼儿够不着的位置；4. 此阶段幼儿尽量避免自己食用果冻、花生、杏仁等食物；5. 不将玩具小部件放入口中。	1. 可站立的幼儿，宜采用海姆立克急救法：幼儿站立，施救者站立其身后，两手臂抱住幼儿，一只手握拳，用拳头的大拇指侧与食指侧对准幼儿上腹部、肚脐和胃之间的部位，另一只手握在拳上，有节奏地向上向里压，通过气流使异物从气管内排出；2. 若以上方法无效立即送往医院。
2	小外伤	1. 擦伤：因摔跤等皮肤极易擦伤；2. 挫伤：受到撞击或受到石子等的打击，皮肤没有破损，但是肿痛、青紫；3. 扭伤：多发生在四肢关节部位，肌肉、韧带等软组织过度拉伤而损伤。	成人尽量在幼儿身旁，方便及时照应。	1. 擦伤：先用水冲洗伤口，除去污物，再涂上红药水，盖上纱布；2. 挫伤：在损伤初期，可局部冷敷，防止皮下出血，24 小时后可热敷患处；3. 扭伤：初期停止活动，采用冷敷，1～2 天采用热敷。
3	烫伤	1. 盛放热液的容器摆放不当，幼儿抓翻；2. 就餐时被热汤、热稀饭等烫伤；3. 使用热水袋等。	1. 将盛有热液的容器放置到幼儿不易接触到的位置；2. 就餐时确保汤和稀饭类的液体食物的热度适合幼儿食用；3. 最好不使用热水袋，若使用也需要温度适合幼儿，不宜过烫。	原则：迅速脱离危险环境，保护创面，及时冷疗。1. 冲：时间不少于 20 分钟；2. 脱：脱去创面衣物；3. 泡：冷水浸泡创面 30 分钟左右；4. 盖：无菌敷料保护创面；5. 送：送往医院。

第三节　13～24 个月幼儿的教育

13～24 个月是幼儿逐渐形成人类心理特点的时期，在这一阶段，幼儿学会了独立行走，言语与思维开始发生，出现最初的独立性，等等。所以该阶段的幼儿教育也必须重视起来，无论是幼儿的动作发展、语言发展、认知发展、情感与社会性发展、艺术启蒙等都应根据幼儿的心理特点进行因材施教。

一、动作发展与教育

（一）13～24个月幼儿的动作发展特点

1. 粗大动作的发展特点

13～18个月为步行时期，以行走平衡感发展为主，包括站立、独立走（向不同方向走、直线走、曲线走、侧身走、倒退走）、攀登、掌握平衡等。

19～24个月，一手扶栏杆自己上下楼梯，做原地跳跃的动作，双脚能同时跳起，能踢大球，会跨骑在四轮小车上，能蹲着玩，能双手举过头顶掷球。

2. 精细动作的发展特点

13～18个月是套圈、垒高、食指按压、敲打、舀的动作发展时期。可以提供彩色套圈、方形小积木、按拨器、打击飞人、打球台、小勺、小碗等玩具进行练习。

19～24个月是串、二指捏、套叠、旋转、镶嵌的动作发展时期。可以进行串珠、二指捏木扭、套碗、套塔、开锁模具、2～4片简易拼图等玩具进行练习。

（二）13～24个月幼儿的动作保育要点

（1）鼓励幼儿进行形式多样的身体活动，为幼儿提供参加爬、走、跑、钻、踢、跳等活动的机会。

（2）提供多种类活动材料，促进涂画、拼搭、叠套等精细动作发育。

（3）鼓励幼儿自己喝水、用小勺吃饭、自己翻书等。

（三）13～24个月幼儿的动作训练方案

1. 粗大动作训练

（1）13～16个月：走的训练。

目的：大肌肉的锻炼，走的动作发展。

方法：照护者将宝宝的玩具如小动物玩具或洋娃娃玩具等放在距离宝宝一米远的地方，鼓励宝宝走过去将玩具拿起来，并拿着玩具走回来，将玩具交给照护者。

注意点：行走周围的环境要宽敞，室内物品摆放确保安全有序，如有尖尖的桌角需要包裹起来以防宝宝走的时候碰在桌角上受伤。

（2）17～18个月：跑步，并能慢慢停下来。

目的：运动功能和平衡能力的训练。

方法：

1）训练者在幼儿面前慢慢地退后跑，引导幼儿跟着向前跑和停。

2）训练者用肥皂水吹泡泡，鼓励和引导幼儿跑着去追肥皂泡。

3）训练者可以用活动玩具引导幼儿追赶，也可以利用光线下的影子让幼儿追赶自己的影子。从能够扶住物体停下来，到能够自己减慢速度，不扶物慢慢地停下来。

注意点：

1）幼儿头重脚轻，跑步时头向前伸，身体的重心在前面，跑步时容易跌倒，一旦摔跤摔痛了，就会害怕跑步，所以尽量做好保护，室内容易引起碰伤的物件要移开。轻轻跌倒幼儿是不会害怕的。

2）幼儿跑步要停下来比较困难，先要训练扶物停下，然后学会减慢速度，慢慢地自己停下来。开始训练时训练者可以扶住幼儿的手给以帮助，逐步减少帮助，让幼儿自己能够停下来。

（3）19 ～ 20 个月：双足跳。

目的：锻炼幼儿的平衡能力和控制方向能力。

方法：

1）训练者拉着幼儿的双手与他面对面站立，先示范双脚跳一次，然后与幼儿一同跳。进一步让他自己双足跳。能够双足离地，跳起 10 厘米以上。

2）训练者扶幼儿双手或一只手在蹦床上双足跳，可以提高幼儿学跳的兴趣。

3）幼儿在第一级台阶由训练者牵着双手跳下。

4）在地上划两条线当作“小河”，鼓励幼儿跳过“河”或跳过地上的一个小方格。

注意点：在幼儿开始学跳时，尤其在跳高落地站立时，头部往往前倾，不易站稳。训练者应在幼儿前方保护，避免摔倒。

（4）21 ～ 22 个月：过独木桥。

目的：控制身体平衡和空间感知觉训练。

方法：

1）在地上划间距 10cm 的两条线，训练者与幼儿一前一后，引导幼儿在两线之间走，不能踩线。然后鼓励幼儿独自在线中间走。

2）用 10cm 宽的木板，两端垫上一块砖头，当作平衡木，让幼儿在上面行走。开始时训练者可扶着幼儿的一只手，逐步让他单独在平衡木上走。反复练习，至行走自如。

3）在离地 10cm 高的平衡木上行走，鼓励幼儿展开双臂保持身体平衡。

注意点：训练时注意安全保护。

（5）23 ～ 24 个月：跳跃过障碍。

目的：对幼儿进行平衡觉和空间距离觉的训练。

方法：

1）训练者在地上放上6～8个纸剪成的脚印，左右两排，相距10～15cm，让幼儿踩着脚印走路。

2）在地上平放6块砖或木块，每两块间距5～10cm，让幼儿练习在砖或木块上走，训练者要在旁保护，以防幼儿磕碰在砖或木块上。

3）在地上画上边长为15～20cm的多个方格，训练者与幼儿玩跳方格游戏。

4）在地上放一张16开的纸，鼓励幼儿用双足跳或单足跳的方式跳过去。

注意点：

1）注意幼儿跳跃时的安全保护。

2）行走和跳跃要保持正确的姿势。

2. 精细动作训练

（1）13～14个月：一页一页地翻书。

目的：训练食指、拇指的摄取能力和眼手协调能力以及幼儿的理解和观察能力。

方法：

1）训练者与幼儿一起看图书，边看边讲，可扶着幼儿的手翻书。

2）让幼儿拿着书，把书拿正。然后对着书一页一页地讲故事，讲完一页后，让幼儿自己动手去翻书页。

注意点：学会看书和翻书页，并不要求看懂书的内容，重点是学会看一页翻一页的动作。

（2）15～16个月：将圆形、方形、三角形的形块放到形状板中。

目的：训练幼儿空间感知能力和手的精细动作及眼手协调功能。

方法：

1）训练者分别拿出圆形、方形、三角形等几何图形，逐一让幼儿玩耍，让他熟悉各种图形。

2）当幼儿在玩时无意中将形块放入相应的孔里时，训练者要称赞。训练者一块一块地把形块递给幼儿，让他逐一尝试着放入，必要时给予指示帮助。

3）把形状板和三块形块都放在桌子上，训练者指着形块说："把它们都放进去"，让幼儿一块一块地把形块放入孔内。幼儿放进一块立即表扬一次。

（3）17～18个月：拣瓶盖和小扣。

目的：训练幼儿手指的抓握能力和分辨不同事物的能力。

方法：

1）训练者把5个瓶盖和5个扣子放在一个盘子里，先示范将扣子拣到桌子上，然后请幼儿把扣子从盘子中拣出来。

2）在一个盒子里放 5 ～ 10 个瓶盖和扣子，要幼儿把扣子全部拣出来放在桌子上。

注意点：

1）要求幼儿拣的物品区别要明显，便于幼儿分辨。

2）拣的数量可以由少到多，一般从 3 ～ 4 个开始训练，逐步增加到 10 个。

3）小物品要当心不能让幼儿放到口中。

（4）19 ～ 20 个月：穿珠子。

目的：训练手的活动能力以及眼手协调功能，培养幼儿的注意力和计数能力。

方法：

1）训练者和幼儿各拿一根塑料丝，训练者示范用塑料丝穿过大的套环，将套环挂在塑料丝上。让幼儿模仿着做。

2）将粗的塑料套管剪成一段一段的管子，穿过一个就数 1，要求连续穿进 3 个。

3）要求幼儿用细的塑料丝穿进 3 个珠子。

注意点：

1）逐步增加难度。

2）穿珠子的关键是要会把穿入的线头从珠子的另一端提起来，这需要很好的眼手协调能力。

（5）21 ～ 22 个月：瓶中装水。

目的：训练幼儿的眼手协调能力和精细动作以及手的技巧。

方法：

1）用一个沙盘装满沙子，放 2 只小碗，把沙子从一只碗里倒到另一只碗中，然后让他将沙子倒进瓶里去。

2）在水池或面盆中让幼儿边玩水边学倒水，拿着瓶子将水倒进碗中，再让他将碗中的水倒进瓶子里。

注意点：在倒水技巧不太熟练时用沙子代替水，以防将水倒到外面，但不能代替倒水的训练，不能因为害怕弄湿衣服而不让幼儿玩水。

（6）23 ～ 24 个月："瓶子瓶盖配对"游戏。

目的：练习旋转的动作，学习按大小对应配对。

方法：

1）准备大小不一的瓶子和瓶盖若干个，托盘一个。

2）训练者出示装有瓶子、瓶盖的托盘，让幼儿区分大小。

3）让幼儿给瓶子找到相对应的盖子，找到后将盖子旋转拧上。

二、语言发展与教育

（一）13～24 个月幼儿的语言发展特点

13～24 个月是婴幼儿语言的发生阶段，也称为语言的突发期。大多数幼儿在 1 岁左右能够说出单字，如妈、爸、走、水等，有些幼儿还能说再见、谢谢、吃饭等，18 个月左右可以说出 2～4 字的词语，如不要、我的宝宝等，能够把看到的事情简单表述出来。

此阶段幼儿听说能力发展特点一般会处于两个阶段：一是单词句阶段。13 个月开始，慢慢会用一个字表达很多种意思，如水，可能指的是渴了要喝水，或者桌子上有水，也有可能说水龙头正在滴水需要关掉等。要知道这个字的意思，就需要根据幼儿所在的情景、音调、表情等来判断。二是电报句阶段。24 个月左右会说出 2～4 个字组成的句子，将名词和动词（形容词）组合而成的电报句，如妈妈抱抱、爸爸高高等。13～18 个月是幼儿阅读行为称名意义阶段，19～24 个月是阅读行为含混概念阶段。

（二）13～24 个月幼儿的语言保育要点

（1）培养幼儿正确发音，逐步将语言与实物或动作建立联系。

（2）鼓励幼儿模仿和学习使用词语或短句表达自己的需求。

（3）引导幼儿学会倾听并乐意执行简单的语言指令，积极使用语言进行交流。

（4）提供机会让幼儿多读绘本、多听故事、学念儿歌。

（三）13～24 个月幼儿的语言训练方案

此阶段需要帮助幼儿增加词汇，引导过程中注意发音，可开展幼儿指认游戏、讲故事、念儿歌及童谣和听说能力训练的游戏。

1. 13～18 个月幼儿语言训练方案

与幼儿进行比较多的沟通和交流，并用结构简单的句子和他们交流，同时可以辅以手势、表情、动作、语气等方式帮助幼儿理解语言，为幼儿创造“多听多说”的语言氛围，帮助他们愿意去倾听和表达，从而促进幼儿语言的发展。同时该阶段可开展亲子阅读。

训练方案：香香甜甜的水果（15～18 个月）。

游戏目标：认识生活中常见的水果，乐意听别人说话，能大胆说出水果的名称。

游戏准备：生活中常见的水果，如香蕉、苹果等。

游戏过程：

（1）家长和宝宝面对面坐在舒适的垫子上，拿出准备好的水果，问宝宝：“你知道这个是什么水果吗？”

（2）“这个是又大又圆的红苹果。”家长正确示范回答，引导幼儿开口说。

（3）当宝宝说出“苹果”时，家长要及时鼓励：“宝宝你说得太好啦！”

（4）当宝宝认识水果后，家长可以用水果卡片帮助宝宝进一步熟悉和掌握。

温馨提示：

（1）游戏过程中注意引导宝宝进行语言表达，鼓励幼儿开口说。

（2）家长要给予宝宝正确的语言示范。

2. 19～24个月幼儿语言训练方案

为幼儿创造表达的机会，鼓励幼儿大胆开口。同时借助图书故事帮助幼儿语言能力得到发展。

训练方案：找找我的五官（19～20个月）。

游戏目标：喜欢和家长一起唱儿歌，理解儿歌的内容，根据指令能正确找到自己的五官并尝试说出。

游戏准备：《眼睛耳朵鼻子嘴》音乐。

游戏过程：

（1）家长与宝宝依偎在一起，轻声对宝宝说：“宝宝我今天带来了一首好听的儿歌，我们一起来听一听吧！”说完播放音乐《眼睛耳朵鼻子嘴》，让宝宝初步感知儿歌。

（2）家长帮助宝宝理解指令，并示范指出相应的部位。“宝宝小手指一指，鼻子在哪里？”对不同的五官重复提问多次，让宝宝找到。

（3）家长和宝宝一起在音乐的律动下玩找五官的游戏。“宝宝我们跟着音乐一起来找找自己的五官吧！”

（4）熟悉并掌握五官后，引导宝宝尝试找找不同的部位。

温馨提示：游戏过程中注意语速，多为宝宝提供示范，帮助宝宝丰富语言。

三、认知发展与教育

（一）13～24个月幼儿的认知发展特点

13～24个月幼儿的认知能力与手的精细动作和手眼协调有着紧密的联系，如用手触摸看到的东西，使用简单的工具，用手表达等。需要引导幼儿充分运用各种感官探索周围环境，保持好奇心和探索欲；逐步发展注意、观察、记忆、思维等认知能力；学会想办法解决问题，有初步的想象力和创造力。

（二）13～24 个月幼儿的认知保育要点

（1）引导幼儿运用各种感官探索周围环境，逐步发展注意、记忆、思维等认知能力。

（2）鼓励幼儿辨别生活中常见物体的大小、形状、颜色、软硬、冷热等明显特征。

（3）鼓励幼儿在操作、摆弄、模仿等活动中想办法解决问题。

（三）13～24 个月幼儿的认知训练方案

1. 观察能力的训练

（1）观察事物的特性。

1）识别大小。教幼儿比较物体的大小，开始可选择形状类似、大小差别显著的物体来练习，如大娃娃与小娃娃、大杯子与小杯子等。

2）识别形状。教幼儿识别物体的各种形状，对发展观察能力十分有好处。先教幼儿识别简单的几何形状，如圆形、三角形、正方形等。

3）识别颜色。先从基本的颜色红、黄、蓝进行识别。幼儿这时可能说不出颜色的名称，家长也不必在这个阶段要求幼儿说出颜色的名称，但应让幼儿明白“颜色”这个词的意思，使他意识到颜色也是物体的一种属性，发展观察力。

4）培养方位意识（上下、里外、前后）。如游戏时说：“球在箱子里”“小车在箱子外面”等。

5）辨别多少。如分糖果给家人，看看分得是否一样多，放桌上比比看谁多谁少。也可以用专门的图画，训练孩子认识多少。

（2）发展幼儿注意力。

1）注意力的稳定性。幼儿注意力短暂，不稳定，成人应帮助幼儿更长时间地集中注意力于一个物体上或一种游戏中。如幼儿玩皮球一会儿就扔掉，正要开始做其他的事情，母亲可拿起皮球，教他一些新的玩法，如教幼儿用手使皮球在地面上旋转或用球投篮等。

2）扩大注意的范围。教幼儿注意物体之间的联系，发展注意力的稳定性和注意的分配能力。在培养幼儿观察力时，应多带幼儿接触大自然，注意引导孩子调动多种感觉器官参与观察活动，可教幼儿看日出日落、风吹草动，听鸟语，闻花香，等等。

2. 记忆力的训练

（1）实物记忆练习。让幼儿根据记忆寻找所需要的玩具，如先让幼儿看一个小球，然后把它收起来再让孩子在其他的玩具中找这种小球。

（2）强化记忆练习。父母可以选择一些形象直观、与幼儿本人关系较为密切的东西和他感兴趣的事物来训练他的记忆。可教幼儿认识爸爸、妈妈，自己的名字、五官和身体的主要部位，间隔一段时间，情景再重复。

3. 思维能力的训练

（1）发展幼儿解决问题的能力。用语言指点并巩固孩子在解决实际问题过程中所取得的成果，帮助他用动词如“伸出”“倒转”“挪动”等来表达他找到的解决办法。可以帮助孩子自己选出解决问题的方法，同时扩大在解决类似问题时使用这种方法的可能性。

（2）发展思维的灵活性。教幼儿用同种玩具进行不同的玩法并在日常生活中引导幼儿注意观察一种物体的多种用途，以发展幼儿解决问题的技巧。如筷子是用来吃饭的，但偶尔也可用它搅拌糨糊、药液，甚至当灯笼的提手等。

4. 想象力和创造力的训练

（1）辨别音响。给孩子听不同的声响，让孩子判断是什么东西发出的声音。

（2）手影表演。成人可利用灯光或阳光下的投影用手做小鸟飞等动作，引导孩子观看、想象。

（3）看图片。通过看图片，认识图片中的人物、物品，说出“是谁？”“在做什么？”“是什么东西？”“做什么用？”。

训练方案：大小概念认知的训练。

适宜年龄：13～24个月。

训练目的：对大小概念的认知。

训练方法：将宝宝喜欢的饼干大小各一块放在桌上，告诉宝宝这是大的，这是小的，用口令让宝宝拿饼干，拿对了就给他吃，拿错了不能吃。

注意：大小的概念需要在众多的相同类型的不同大小物品的认识中概括出，所以应该提供许多对大小的物体给宝宝感知，宝宝在长时间积累中才能理解。

四、情感与社会性发展及教育

（一）13～24个月幼儿的情感与社会性发展特点

该阶段的幼儿已经能够准确地表达自己的愤怒、害怕、嫉妒、同情等情感，对周围陌生的食物或人比较好奇。自我意识开始出现，同时慢慢出现交往和探索的需要。

（二）13～24个月幼儿的情感与社会性保育要点

（1）引导幼儿用表情、动作、语言等方式表达自己的情感。

（2）培养幼儿愉快的情绪，及时肯定和鼓励幼儿适宜的态度和行为。

（3）拓展交往范围，引导幼儿认识他人不同的想法和情绪。

（4）引导幼儿理解并遵守简单的规则。

（三）13～24个月幼儿的情感与社会性训练方案

首先需要正确对待幼儿的各种情感，并接受它们，耐心倾听；其次是以身作则，做好榜样，引导幼儿树立生活中简单的是非观，营造良好的交往和交流环境。

训练方案："风来了"。

训练目的：学习模仿成人的动作，尝试听音乐所表达的意思，能随音乐做相应的动作。

适宜年龄：19～24个月。

训练方法：

（1）活动准备："模拟风声的音乐"文件。

（2）家长边有节奏地做身体倒下去的动作，边说："风来了，风来了"，吸引宝宝注意。

（3）家长边说："呼——风来了，风来了"，边轻轻推宝宝，让宝宝也做身体倒下去的动作。

（4）听音乐，家长和宝宝一起随节奏做"风来了"的动作，家长的动作要夸张，尽量用自己的动作激发宝宝的情绪。

五、艺术启蒙

（一）13～24个月幼儿的艺术发展特点

1. 音乐启蒙

（1）音色感知能力的发展。

13个月后的幼儿倾听、分辨音乐的能力进一步发展，他们能准确地辨别声源，分辨出不同音色物品发出的不同声音，分辨出生活中的很多声音。同时，随着年龄的增长，他们逐渐能较为准确地模仿、发出这些声音。18～24个月的幼儿不仅对周围环境中不同音色的声音感兴趣，而且还会喜欢上某些特别的音乐或音色。

（2）节奏感知能力的发展。

13个月后幼儿开始学会分辨声音，认识各种自然界、生活中的各种声音；能够模仿成人拍出2分音符和4分音符，能够按节奏念儿歌，学会听着口令"一、二、三"进行双脚跳。18～24个月的幼儿能够感受附点音符并进行模仿拍手；学会使用简单的打击乐器并按一定的规律敲出节奏来，能够分辨乐器的声音。

（3）音乐力度感知能力的发展。

13～18个月的幼儿开始会随音乐自由晃动身体或摆动手臂，在音乐的强弱变化过程中，他们身体晃动的力度是有区别的。19～24个月的幼儿开始学会唱简单的歌曲，在模仿演唱过程中初步体会歌词和旋律中力度表现的不同。

（4）音乐速度感知能力的发展。

13～18个月的幼儿初步能用拍手动作和语言表现快与慢，懂得使用一定的辅助玩具与家人一起玩快慢的游戏。19～24个月的幼儿会操作玩具或乐器，有节奏地按音乐的不同速度进行敲打，能初步根据音乐的速度变化操作玩具匹配音乐，会根据音乐的速度变化做出不同的动作进行表现。

2. 美术启蒙

（1）色彩感知的特点。

13个月后的幼儿会经常抓笔涂鸦，已经不再满足于六七种单调的颜色，而是喜欢多种多样的色彩。18～24个月的幼儿大部分能认识三原色，并且关注绿色（第一个间色）。

（2）涂鸦的行为特点。

13个月后，幼儿的手开始能以肘为轴心左右往返运动，但往返运动所留下的痕迹是像扇形的弧线，这段弧线的半径恰好就是肘到手的距离。18个月以后，幼儿手的动作逐渐发展到肩和肘能协调地运动，因此，此阶段的幼儿在涂鸦时，能拿着笔连续地、层层叠叠地画出有力度的大螺旋形图案，即类似凌乱的线团。

（3）手工活动的特点。

纸材料的感知特点：13～24个月的幼儿在面对各种纸材料时，不仅通过成人的介绍、自己亲眼看，还往往伴有撕、捏、卷、拉、戳、掐等动作来感知纸材料的特点。

泥材料的感知特点：13个月以后，幼儿以“直觉行为思维”为主，主要通过自身触觉感知泥材料，目的是较为准确地感知泥材料的特性。

（二）13～24个月幼儿的艺术保育要点

1. 音乐启蒙

（1）学习分辨各物体的音色，并模仿成人拍打简单的节奏。

（2）培养幼儿能安静地、精神集中地听音乐的习惯。

（3）引导幼儿练习唱歌，能随音乐做出简单的动作，如拍手、点头、搓手、洗脸等，并表现快乐的表情。

（4）学唱简单的歌曲2～3首，音域不超过5度。

（5）学做音乐游戏2～3种，逐渐有一些表演动作。

2. 美术启蒙

（1）初步认识笔和纸，说出名称，认识三原色。

（2）在成人指导下，初步学会握笔，在纸上随意画。

（3）能把纸对折，能较为准确地感知纸、泥材料的特性。

（三）13～24个月幼儿的艺术训练方案

1. 音乐启蒙

音乐启蒙可通过敲打类游戏、问答类游戏、录音类游戏、听音游戏、看谁学得像游戏等，幼儿通过模仿练习、操作体验等进行。

训练方案：13～24个月幼儿节奏感知启蒙游戏歌曲《妈妈爱你》。

玩法一：适宜13～18个月的幼儿，游戏时间3～5分钟。妈妈边唱歌曲边做动作，让幼儿理解歌词内容，唱到“亲亲你”时亲亲幼儿。

玩法二：语言节奏，妈妈按节奏朗读歌词，“喜欢你”“亲亲你”用动作表现。18～24个月的幼儿好奇并注意母亲说话的音调，懂得感受附点音符并进行模仿拍手；学会使用简单的打击乐器并按一定的规律敲出节奏来，懂得了分辨声音。

2. 美术启蒙

多带幼儿到大自然中，让幼儿接触大自然的各种颜色；让幼儿随意涂鸦，感受画出色彩的乐趣。可试着以游戏“玩具找家”的方法，让幼儿按颜色给玩具分类等；也可以给幼儿一些小任务，如出门前，让幼儿给妈妈拿出红色的鞋子等；最后为幼儿提供充足的材料。

训练方案：13～24个月幼儿色彩感知亲子游戏《按颜色滚球》。

准备：红色、黄色、蓝色的球各一个。

玩法：家长先引导幼儿说出球的颜色，加深他对颜色的感知，然后与他面对面坐下。家长发出颜色指令，幼儿根据指令将相对应颜色的球滚给家长。

注意事项：一开始可以从三个原色当中任意选择两种颜色，待幼儿熟悉颜色后再增加数量。

本章小结

本章主要介绍了13～24个月婴幼儿保育与教育，包括三个主要板块：13～24个月幼儿生理与心理发展概述、13～24个月幼儿的保育、13～24个月幼儿的教育。其中13～24个月幼儿生理与心理发展概述主要内容包括13～24个月幼儿生理发展概述和心理发展概述（动作发展、认知发展、情感与社会性发展）；13～24个月幼儿的保育主要围绕营养与喂养、生活照料、疾病护理、意外伤害与急救展开讲述；13～24个月幼儿的教育主要围绕动作发展与教育、语言发展与教育、认知发展与教育、情感与社会性发展及教育和艺术启蒙的特点、保育要点及训练方案等进行了详细的阐述。

同步练习

一、选择题

单选题

1. 形态指标，包括（　　），也是经常用来判断幼儿的健康成长与营养状况的指标。

A. 体重、身长（高）、头围　　B. 体重、身长（高）、头围、胸围

C. 体重、身长（高）、头围、胸围和坐高　　D. 身长（高）、头围、胸围和坐高

2. 头围是反映孩子脑发育的重要指标，和身长（高）、体重变化规律差不多，新生儿头围平均34cm，13个月时幼儿头围为（　　）。

A. 45～47cm　　B. 47～49cm　　C. 43～45cm　　D. 41～43cm

3. 注意一般分为有意注意和无意注意，婴幼儿阶段以无意注意为主。18个月幼儿能对感兴趣的事物集中注意力5～8分钟，21个月的幼儿能集中注意力8～10分钟，24个月的幼儿能集中注意力（　　）分钟。

A. 10～14　　B. 12～14　　C. 10～13　　D. 10～12

4. 人体所需要的6大营养素：蛋白质、脂肪、碳水化合物、维生素、无机盐和（　　）。

A. 烟酸　　B. 维生素A　　C. 钙　　D. 水

5. 幼儿洗头，成人须提前准备好洗头的所有物品和适宜的温水放入水盆，找到合适

的位置放好板凳，水温宜在（　　）左右。

A. 28℃　　B. 40℃　　C. 30℃　　D. 50℃

二、判断题

1. 注意一般分为有意注意和无意注意，婴幼儿阶段以有意注意为主。（　　）

2. 营养是婴幼儿身体生长发育和身心健康成长的重要物质基础与保障。（　　）

3. 养成规律进餐好习惯。一天主食三次，两次点心；遵循三定原则，即定量、定时、定点。（　　）

4. 睡眠的指导要点是帮助幼儿形成规律的睡眠模式。（　　）

5. 13～20个月幼儿大便时间10分钟左右，小便时间1～2分钟，时间不宜过长。（　　）

三、简答题

1. 请说出七步洗手法的主要内容。

2. 请说出气管异物产生的主要原因以及预防和急救护理。

3. 简述13～24个月幼儿的语言保育要点。

四、思考题

请针对13～24个月幼儿设计一个艺术启蒙的训练方案。

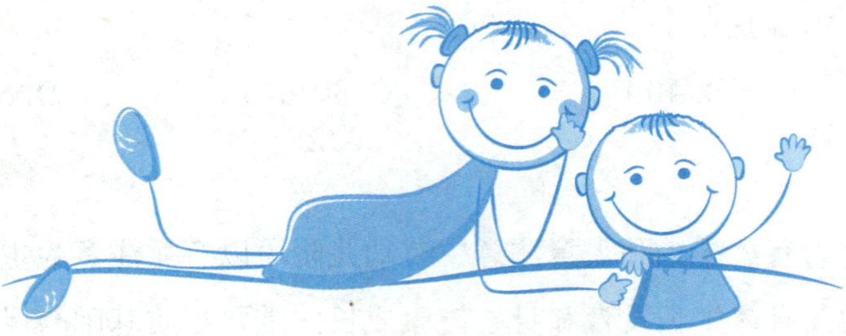

第五章　25～36个月幼儿的保育与教育

学习目标

知识目标

1. 了解25～36个月幼儿生理和心理发展特点
2. 掌握25～36个月幼儿保育和教育要点

能力目标

能够运用幼儿25～36个月幼儿保教要点开展实践

情感目标

1. 了解25～36个月幼儿保育与教育的重要性
2. 通过了解25～36个月幼儿保育与教育的特点，进一步指导保育与教育实践

教学导入

25～36个月幼儿的小脑发育已基本完成，脑的功能日益复杂化。此阶段，幼儿在动作、语言、认知、情感和社会性等方面日趋成熟，是动作灵活协调、口语表述、交往能力、规则意识、思维发展、生活独立与自主性发展的关键期。从身体发育角度来看，此阶段大多数幼儿已经长齐乳牙，对越来越多的食物感兴趣，此阶段关注幼儿的膳食尤为重要。另外，幼儿入园入托几乎成为解放家庭劳动力最主要的途径，与母亲的“分离”将是幼儿要面临的经历，此阶段要关注幼儿的心理健康。

问题：应该如何做好25～36个月幼儿的保育和教育？

第一节　25 ~ 36 个月幼儿生理与心理发展概述

25 个月以后的幼儿，身体发展方面，长齐乳牙是最典型的特征，此阶段尤其要重视幼儿的膳食。另外，此阶段的幼儿，对跑、跳、钻、爬和双脚向前跳等动作有强烈的欲望，此阶段是幼儿发展各种动作能力的关键期；由于此阶段幼儿动作能力的迅速发展，活动范围扩大，幼儿渴望自主的意识越来越强，此时，照护者要在确保安全的前提下，适当满足幼儿自主性的需求。

一、25 ~ 36 个月幼儿生理发展概述

2 岁以后，幼儿进入一个比较平缓的发展期。

25 ~ 36 个月幼儿体格发育的速度相对于婴儿时期稍微有些变缓，但身高和体重仍然在快速增长。一般来说，此阶段幼儿最大的特征是基本长齐了乳牙，约 20 颗。体重在 1 周岁以后，平均每年增加约 2kg（标准体重测量公式：1 岁以上幼儿体重（kg）= 年龄 ×2+8）[①]；身高是指从头顶至足底的垂直长度，一般 3 岁以下幼儿卧位测量。幼儿在测量身高时，应脱去鞋袜，摘帽，取立正姿势，枕、背、臀、足跟均紧贴测量尺。儿童在 2 周岁后至青春期前，每年增长约 7cm。

根据卫生部关于《中国 7 岁以下儿童生长发育参照标准》（2009 年 9 月），25 ~ 36 个月幼儿生长发育标准参考如下：

（1）体重：处于该月龄段的婴儿体重标准值，男童为 12.54 ~ 14.65 千克，女童为 11.92 ~ 14.13 千克。

（2）身高（长）：处于该月龄段婴儿身长标准值，男童为 88.5 ~ 97.5 厘米，女童为 87.2 ~ 96.3 厘米。

（3）头围：处于该月龄段的婴儿头围标准值，男童 48.4 ~ 49.6 厘米，女童为 47.3 ~ 48.5 厘米。

二、25 ~ 36 个月幼儿心理发展概述

此阶段幼儿是个体真正形成个性心理特点的时期，幼儿在此时期学会走路、开始说话，出现思维，具有最初的独立性表现。该阶段是幼儿心理发展的一个重要的转折期，出现了许多对人的发展有重要影响的事件，同时也出现了较多领域发展的关键期。

---

① 蒋一方. 0 ~ 3 岁婴幼儿营养与喂养［M］. 上海：复旦大学出版社，2011.

（一）动作发展

1. 大动作发展

25 个月左右的幼儿开始喜欢到处跑，能够迈开较大的步子奔跑，还可以追逐跑、绕开障碍跑等，能较好地控制自己的身体平衡。还会滑滑梯，如图 5－1 所示。具体来讲，25 ～ 30 个月幼儿，能双脚交替走楼梯，能后退、侧着走和奔跑；能轻松地立定蹲下，会迈过低矮的障碍物，手脚能较协调地进行攀爬；能双脚离地跳，能单脚站立 1 ～ 2 秒；能滚球、扔球、举臂有方向地投掷；会自如地骑三轮车、平衡车，如图 5－2 所示。

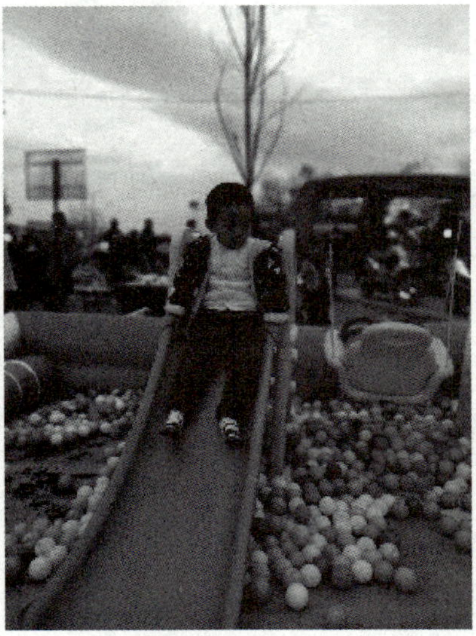

图 5－1　滑滑梯（月龄为 24 个月幼儿）

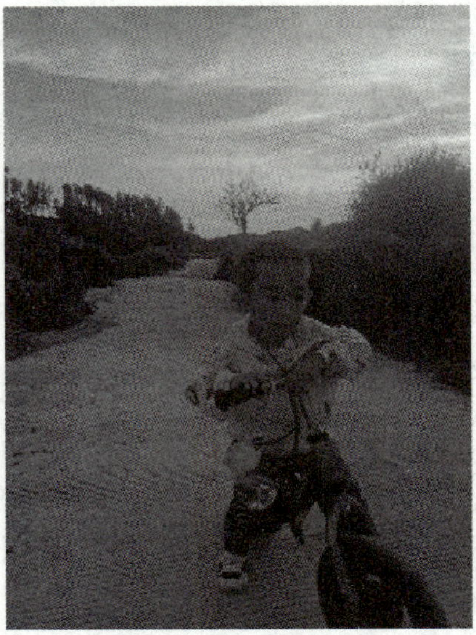

图 5－2　骑平衡车（月龄为 26 个月幼儿）

31 ～ 36 个月幼儿，能双脚交替灵活地走楼梯、走直线；单脚站立 5 ～ 10 秒，能双脚离地连续跳跃 2 ～ 3 次，跨越一条短的平衡木；能手脚协调地攀爬，能将球扔出 2 ～ 3 米，能随口令做简单的操。

幼儿在蹦跳时，容易失去平衡而摔倒，成人一定要注意适当地给予保护，也要创造条件让儿童发展跳跃技能。

2. 精细动作

25 ～ 30 个月幼儿，能叠高 7 块积木，会用积木搭桥、火车等简单的物体；能较熟练地串珠，会转动把手开门，旋开瓶盖取物；会自己接水洗脸（如图 5－3 所示）；能照着样子画出竖线和圆圈（如图 5－4 所示）；还能一只手摁住书，另一只手一页一页地翻书；会两手配合穿鞋袜、解衣扣、拉拉链等，进行简单的自我服务。

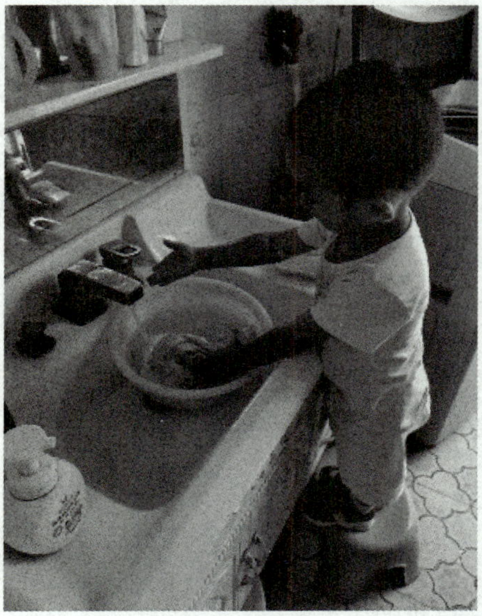
图 5－3　幼儿接水洗脸（月龄 28 个月）

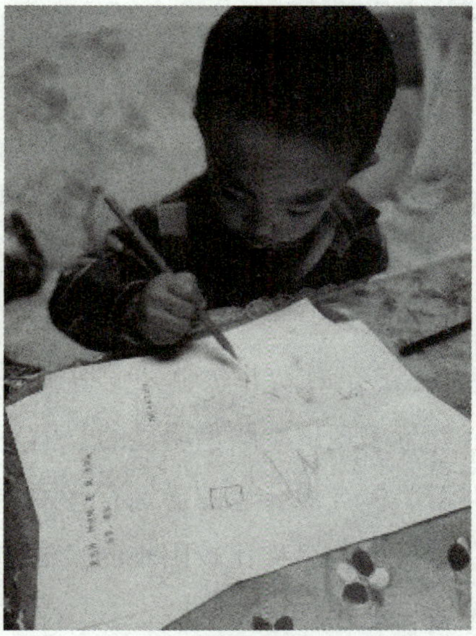
图 5－4　画线和圆圈（月龄 30 个月）

31～36 个月幼儿，能用积木搭成较形象的物体，能模仿画圆、十字形等图形，并开始使用筷子等。能叠高 8～10 块积木，会用积木（积塑）搭（或插）成较形象的物体；会用剪刀剪东西，会折纸。

（二）语言发展

根据蒙台梭利发展敏感期理论，24 个月以后是幼儿语言发展的关键期。此时的幼儿更喜欢表达，开始会用你、我等代词，会用日常生活中一些常用的形容词；词汇量不断增加，平均约能掌握 200 个词汇；句子加长，会说完整的短语和简单句；能区分书中的图画和文字，喜欢听故事，愿意独自看简单的图画书。他们开始学习运用句法结构完整的句子，能够更准确地表达自己的想法和愿望。

（1）25～30 个月幼儿的语言发展。

此阶段幼儿主要是发展简单句阶段。幼儿会用语言表达“哭”“笑”“开心”“悲伤”等情绪概念；幼儿还可以用语言和他人讨论自己的情绪感受，比如在哭的时候会说“我不开心”，当看到自己亲近的人生气时，会安慰说“不要生气”。

（2）31～36 个月幼儿的语言发展。

此阶段幼儿主要是发展复合句阶段。此时出现的复合句具有松散、缺乏连词的特点，例如“哥哥看电视，妹妹玩”等。此时，幼儿的自我意识也在发展，会用言语指导自己的行为。例如，幼儿可能会说“我要喝牛奶”“我要去拿小熊玩”等。

（三）认知发展

1. 感知觉发展

25 ~ 36 个月幼儿感觉和知觉发展迅速，并日趋完善。当幼儿开始学习走路之后，活动空间有较大的改变，手眼协调性得到迅速发展，他们就可以从多方面感知事物的特性。其中最主要的是视觉、听觉和触觉等方面的发展。

（1）视觉。

25 ~ 36 个月幼儿颜色知觉得到较快发展。一般情况下，他们可以说出 15 ~ 20 种颜色，并且表现出对颜色明显的“偏爱”。此阶段的幼儿开始能正确辨别基本色蓝、黄、红，对紫、橙等混合色的辨别有些困难。研究证明，幼儿颜色视觉表现出辨认具体颜色容易，掌握颜色名称比较困难的发展趋势，幼儿一般先感知具体颜色，然后才学会颜色和名称一一对应。

另外，通过眼动仪实验研究证明，3 岁幼儿在观看图形时眼动轨迹杂乱，而且只限于所观察图形的某一部分，且眼动的轨迹与图形轮廓极不相符。因此，3 岁以前幼儿在摆弄各种玩具和物体时，会缺乏目的方向性，视觉活动是杂乱的。

（2）听觉。

听觉感受性用来评价个体听觉的发展。听觉感受性包括听觉绝对感受性和差别感受性，绝对感受性指幼儿分辨最小声的能力，差别感受性则指分辨不同声音最小差别的能力。幼儿听觉感受性有巨大的个体差异性，一般地说，听觉在出生前就开始发育了，在出生时就可对声音进行辨别。

（3）触觉。

25 ~ 36 个月的幼儿在接触新物体时，更多的是用手去触摸、旋转物体。这样，他们通过触觉探索获得环境信息的范围就扩大了。触觉，如对粗细、软硬轻重等的辨别，在幼儿很小的时候就开始发展起来了，但是，精细地分辨物体的粗细、软硬、轻重的能力则是从学前期逐步发展起来的。

（4）空间知觉。

空间知觉包括方位知觉和距离知觉。方位知觉是指辨别上下、左右、前后，距离知觉是指辨别远近。3 岁幼儿仅能辨别上下方位，尚未掌握测量距离的尺度，一般不能精确地估计距离，只能直观地感受自己生活中熟悉的较近的距离。

（5）时间知觉。

3 岁的幼儿已经有了一些初步的时间观念。例如，吃早饭以前是“早晨”，妈妈下班以后则是“晚上”。但是对于像“昨天”“今天”“明天”这些带有相对意义的时间观念，还不能正确掌握。

2. 注意发展

25个月以后，幼儿对周围人的活动和各种事物都能加以注意。他们关注的事物更多，注意的时间也有所延长，尤其是感兴趣的事物，能够持续保持注意。此阶段内，照护者应为幼儿提供有趣的玩具、动脑筋的游戏，并尽量避免打扰或强迫幼儿中断活动，以帮助幼儿更好地维持注意。

25～36个月的幼儿随着活动能力的增长，生活的范围扩大，开始对周围更多的事物发生兴趣。在此基础上，无意注意迅速发展，只要有趣，他们可以较长时间地专心玩弄一个或一组玩具，观察一个物体。一般而言，此月龄段的幼儿能够集中注意5分钟左右，但这一注意时长并不绝对，除了存在个体间差异外，还会随着活动的性质发生变化。例如，对适合其年龄特点的时长在15～30分钟的动画片，幼儿基本上也能够坚持看完。

（三）情感与社会性发展

1. 25～30个月幼儿情感发展特点

此阶段幼儿萌发初步的同情心，有简单的是非观念；喜欢参与同伴的活动，能和同伴一起玩简单的角色游戏，会相互模仿，有模糊的角色意识；开始能表达自己的情感，爱表现自己，受到挫折会发脾气。

2. 31～36个月幼儿情感发展特点

31～36个月幼儿，能较好地调节情绪，发脾气时间减少，会用“快乐”“生气”等词来谈论自己和他人的情感，开始会隐瞒自己的感情；对成功表现出积极的情感，对失败表现出消极的情感，会表现出“骄傲”“羞愧”“嫉妒”等复杂的情绪。

3. 25～36个月幼儿社会性发展特点

此阶段的幼儿，社会交往的范围逐渐扩大。同伴之间的游戏越来越多（如图5－5所示），幼儿花在社会性游戏上的时间比单独游戏要多，与母亲一起游戏的时间逐渐减少。在游戏中，幼儿会互相模仿，交流经验，如玩具怎么玩、物品怎么使用等，从中获得多方面的成长，如图5－6所示。

此阶段的幼儿，初步学会采取行动语言吸引身边亲近人的注意。在与成人交往过程中逐步学会道德判断，当成人表示赞许并说“好”“乖”的行为，幼儿便认为是好的行为；反之，当成人斥责并说“不好”的行为，幼儿便认为是坏的行为。

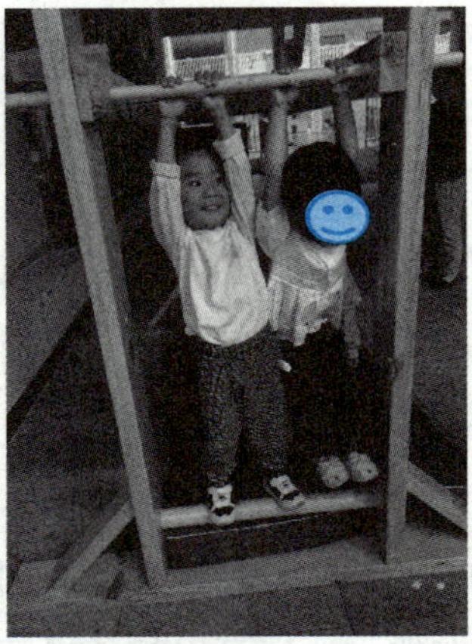
图 5－5　同伴玩耍（月龄 26 个月）

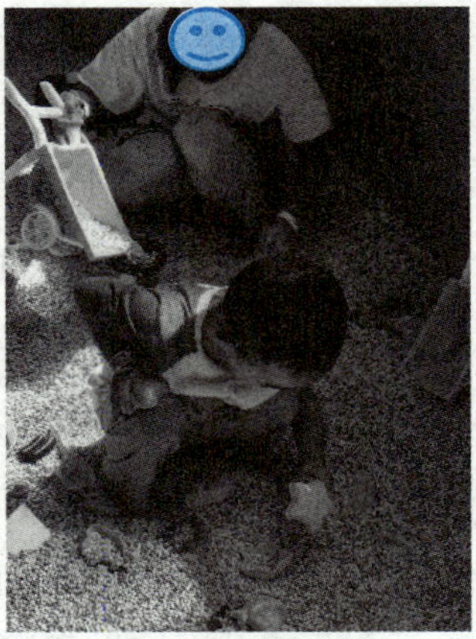
图 5－6　模仿学习（月龄 28 个月）

此阶段的幼儿，会借助玩具发起交往活动，同时也会在交往中逐渐引发摩擦。例如当幼儿看到同伴的玩具很有趣，也会伸手去摸摸，拿来玩玩，若同伴不肯，就用推打、抓抢等方法夺得，因而常引起摩擦、冲突。不仅如此，在交往中幼儿逐渐出现相互观察、互相模仿的现象。例如互相模仿对方的动作，一个幼儿在玩滑滑梯，另一个也会丢掉手中的“活儿”，跟着去玩滑滑梯；一个幼儿靠着墙蹲着，另一个幼儿也会跟着过去蹲着。

此阶段的幼儿，主要是以物为中介建立同伴交往关系。幼儿表现出因为对玩具或其他物体感兴趣，从而建立起以物体为中介的同伴关系。也就是说他们是对玩具或其他物体感兴趣，而不是对同伴感兴趣，他们活动的对象，是各种可以接触到的物体，如玩具、各种用品、材料和小工具等。

第二节　25～36 个月幼儿的保育

25 个月以后的幼儿进入人生另一个重要的阶段。从膳食的角度来看，可以开始吃家庭餐桌食品，是与成人膳食结构接轨的起点。因此，此阶段最重要的保育措施是基于幼儿的摄食行为的特点做出具体喂养指导。25 个月是幼儿跨越到成人食品的关键时期，做好此阶段宝宝的喂养，将对他们一生的健康具有重要的促进作用。

一、营养与喂养

（一）25～36 个月幼儿营养需求与饮食特点

25～36 个月幼儿摄入的食物种类和膳食结构已经开始接近成人，但与成人相比，此阶段幼儿对各种营养素的需要量仍较高。这个阶段的成长发育情况直接关系到青少年期和成人期的身高情况及肥胖发生风险。与此同时，由于儿童自主性、好奇心、学习能力和模仿能力不断增强，影响食欲、饮食行为和营养状况的因素日益增多，这个时期是饮食行为和生活方式形成及良好饮食习惯培养的关键期。

（二）25～36个月幼儿所需食物品种和进食量

25～36个月幼儿摄入食物种类与成人大致相同，但由于幼儿咀嚼能力仍较差、胃容量有限，仍应选择质优、量少、易消化的食物，具体食物品种和进食量推荐如下。

1. 谷薯类

谷类每日进食量75～125g，薯类适量。除大米、小麦制品外，可适量选用小米、玉米、黑米、燕麦、全麦粉等全谷物丰富主食种类，做到米、面、杂粮、薯类交替轮流供应。

2. 肉蛋禽鱼

每日进食鸡蛋1个（约50g），肉禽鱼50～75g，瘦肉、禽、鱼和肝脏等可交替食用。

3. 蔬菜和水果

多选深色蔬菜、水果，每日各100～200g。

4. 乳及乳制品

乳类为蛋白质及钙的优质来源，鼓励每日饮鲜奶350～500g，或以相当量的乳制品（如酸奶、奶酪等）替代部分鲜奶。

5. 大豆及其制品

大豆及其制品是优质蛋白质的补充来源，建议每日进食5～15g。

6. 植物油和脂肪

植物油和脂肪是幼儿饮食不可或缺的一部分，但不宜过多，控制每日摄入量10～20g。

（三）家庭喂养实施

1. 平衡膳食，形成健康饮食习惯

（1）食物搭配适当。

食物的多样性仍是保证营养均衡的首要条件。每日应保证幼儿不同种类比例适当的谷薯类、肉蛋禽鱼、蔬菜水果、乳类的供应。家庭喂养人及托育机构保教人员备餐时应注意主辅食合理，荤素搭配，干湿配合，粗细粮交替，食物多样，切忌食品单调、无变化。膳食中注意含锌、铁等微量元素食物的补充。

（2）避免偏食挑食。

当幼儿出现一时偏食和挑食时，需要喂养人适时、正确地加以引导和纠正，对儿童

喜欢吃的食物，应限量并间隔其他食物，对其不喜欢吃的食物应变更烹调方法或盛放容器，鼓励幼儿尝试并及时给予表扬。

（3）培养健康饮食习惯。

培养幼儿健康的饮食需要长期有原则的坚持。鼓励幼儿多饮白水，每日600～700ml，避免给孩子喝茶、咖啡、碳酸饮料等。为幼儿选择健康有营养的零食，如水果、蛋类、乳制品等，尽量少为幼儿提供如罐头、果脯、香肠、腊肉等加工食品。

2. 合理烹调

25～36个月幼儿可与成人共同进食。在食物的烹饪方式上，应注意质地软、清淡，建议多采用煮、蒸、炖、煨等方式烹调，少放调料、少用油炸，可选如番茄汁、南瓜汁、菠菜汁等天然、新鲜的蔬果汁进行调味。在食物的制作上应多样化，注意食物的色、香、味，尽可能使食物形态富有童趣，使儿童保持对食物的兴趣及新鲜感，诱发食欲。由于幼儿咀嚼功能尚不完善，仍应注意需将食物切碎煮烂，完全去除皮、骨、刺、核等，以防进食意外。

3. 强化良好饮食行为习惯

（1）引导幼儿专注进食。

25～36个月幼儿注意力不易集中，易受环境影响，喂养人需进一步强化幼儿良好饮食行为习惯，固定就餐时间与地点，让幼儿使用专用的桌椅及餐具专心吃饭。避免进餐时电视、玩具等对幼儿注意力的干扰，进餐时细嚼慢咽不拖延，避免家长追逐喂养，在自用小勺进餐基础上练习用筷，进一步提高自主进食能力，提高进食专注力。

（2）全面培养良好饮食行为习惯。

鼓励幼儿体验饥饿和饱的感觉，餐前1小时不宜吃水果、零食、喝饮料。同时，注意培养餐前洗手、餐后漱口等良好饮食卫生习惯。

4. 提高幼儿对食物的认识和喜爱

把握25～36个月幼儿好奇心强、模仿能力强的特点，创造更多让幼儿体验、接纳各种天然食物的机会。例如鼓励幼儿参加家庭食物选购及膳食制备过程，带幼儿去市场选购天然食品，自主选购喜欢的食物，辨识当季蔬果；让幼儿观看膳食制备过程，参与一些力所能及的活动，体会参与膳食制备的乐趣；带领幼儿去农田认识农作物，体验简单的农业生产过程，例如参与植物的种植，观察植物的生长，亲自动手采摘农作物，等等。

5. 维持吃动平衡

食物摄入量和身体活动量是保持能量平衡的主要因素。一方面有助于维持健康体重；另一方面可增进食欲，促进生长发育。

（1）培养健康运动习惯。

25～36个月幼儿大运动能力进一步发展，能够随意地跑、踢球、攀爬，可掌握一些简单的运动，此阶段开始培养儿童健康的运动习惯尤其重要。每天保证一个小时的户外运动或游戏。适量做较高强度的运动，如快跑、踢球、骑车，增强体力、提高身体协调性。

（2）合理安排日常活动。

合理安排幼儿日常活动，确保动静交替。可以通过爬楼梯、玩耍、摆弄玩具等增加日常活动量，尽可能减少幼儿看电视、玩手机或平板电脑等静态活动的时长。

（四）进食安排

培养幼儿定时定量、规律就餐。此阶段的幼儿每日进餐数一般为4～5次，应安排早、中、晚3次正餐，正餐中间可适当安排1～2次加餐，加餐以奶类、水果为主，配以少量松软面点。两正餐之间应间隔4～5小时，加餐与正餐之间应间隔1.5～2小时，零食尽可能与加餐相结合，不宜在餐前再增加零食和饮料。

（五）托育机构膳食管理

满25个月以后，部分幼儿会进入托育机构，托育机构膳食管理原则与家庭喂养相当。但要特别注意的是，在实际操作中，因为托育结构以集体儿童为对象，其膳食管理实施与家庭喂养仍有许多不同之处。

1. 膳食管理要求

（1）规范日常监管。

托育机构要依法取得有效的“餐饮服务许可证”，健全各项食品安全管理制度。专人负责儿童膳食，建立由家长代表的膳食委员会，民主管理和决策。务必要提出的是，工作人员膳食与儿童膳食严格分开，儿童膳食费专款专用。

（2）严控食品安全。

严格落实采购制度。不购买“三无”食品；进货前采购查验、索票索证，建立食品采购和验收记录；禁止加工变质、有毒、不洁、超过保质期的食物，不得制作和提供冷荤凉菜；餐饮具、熟食盛器应集中清洗消毒，消毒后保洁存放；库存食品应当分类、注有标识、标明保质期、定位储藏。

（3）合理安排进餐。

日托一般一日两餐两点，有条件的或者家长有需求的话，可考虑一日三餐两点，正餐间隔时间 3.5 ～ 4 小时，进餐时间 20 ～ 30 分钟。每日上、下午各 1 ～ 2 次集中饮水，饮水量 50 ～ 100ml/ 次，根据季节变化酌情调整饮水量，保证儿童按需饮水。

2. 儿童膳食计划

（1）制订膳食计划。

以《中国居民膳食指南》为指导，参考“中国居民膳食营养素摄入参考量（DRIs）”及“中国学龄前儿童平衡膳食宝塔”中各类食物每日参考摄入量，计算每周每人各类食品具体用量，制订膳食计划。

（2）制定食谱。

根据膳食计划制定带量食谱，即将膳食计划中每周食物用量合理分配到每日、每餐，定出每餐每人各种食物原料的用量，在此基础上制定出具体的食谱，形成科学、合理、平衡的营养膳食，最好达到食谱主副食一周内不重样，同时注意食谱应满足幼儿年龄特点。

3. 进餐护理

（1）维持进餐环境卫生整洁。

保教人员应注意维持进餐环境卫生、整洁、舒适，在幼儿进餐过程中不擦地、不扫地、不铺床。

（2）做好进餐准备。

餐前做好安静律动，餐前 15 分钟内不要让幼儿做剧烈运动，保证按时开餐；餐前组织幼儿洗手，随洗随吃，减少等待时间。

（3）科学掌握进餐量。

合理控制进餐时间，科学掌握进餐量。一方面，确保每餐时间不少于 20 分钟，不超过 30 分钟，耐心引导幼儿充分咀嚼，不过分催促，保证幼儿吃饱、吃好；另一方面，因人实施保育，对吃饭慢的幼儿要分析原因，给予特殊照顾，对食欲过于旺盛的幼儿要适当控制进餐速度及进食量。

（4）培养良好进餐习惯。

相对于家庭教养而言，托育机构里集体生活的环境，有利于幼儿进食能力的提高。此阶段的幼儿，保教人员要注重培养幼儿独立吃饭，适时纠正幼儿偏食、挑食行为，引导幼儿餐后擦嘴、漱口或刷牙，形成良好的口腔卫生习惯。

二、生活照料

（一）季节变化的护理

季节交替时因气温变化不稳定，导致婴幼儿感冒多发。因此，每当季节交替时期，对幼儿的护理应多加注意。主要的保育要点有：

1. 注意衣物的增减

俗话说“春捂秋冻”，也就是说换季时不要着急增减衣物。秋冬交替不必过早加衣，冬春交替不必过早减衣。

2. 季节更替注意饮食

春季，因生鲜蔬菜上市，可适当为幼儿添加一些新鲜的蔬菜。夏季，由于气温较高，幼儿食欲欠佳，早餐时幼儿胃口相对较佳，此阶段要加强早餐的质量，安排牛奶或鸡蛋等富含蛋白的食物。秋季，盛产丰富的新鲜蔬菜和水果，天气也比较适宜，可为幼儿安排一些绿叶蔬菜，还可安排一些带馅的饺子、包子等主食。冬季，天气较寒冷，应为幼儿选择一些热量高、蛋白质高的食物，增强幼儿机体的御寒能力。此外，由于冬季的日照时间短，所以还应为幼儿准备一些富含维生素 D 的食物，如鱼、蛋、乳类及动物肝脏等。

3. 增强免疫力

除了多吃富含蛋白质的食物和饮食的合理安排之外，还要加强户外锻炼，一般确保幼儿 2 小时左右的户外活动时间，同时还要保证充足的睡眠，适时注射疫苗，提高幼儿免疫力。

（二）生活能力的护理

1. 独立完成就餐

在 25～30 个月这一阶段，能独立就餐是幼儿生活习惯与能力培养的重点。在前期幼儿练习独立用勺吃饭的基础上，鼓励幼儿做到餐前主动洗手、找位置就餐；餐中不下位、不挑食；餐后独立擦嘴、送餐具等。需要特别注意的是，从此阶段起幼儿就餐应定时、定点，注意创设良好的就餐环境，可采用与幼儿共同就餐的方式，适时提醒幼儿按要求自主完成就餐环节中的每一步骤。

2. 正确地擤鼻涕

幼儿的咽鼓管较短，管腔宽，位置平直，基于这样的生理结构特点，当感冒流鼻涕用力挤压鼻腔时，鼻部的细菌很容易通过咽鼓管进入耳朵中，这也是幼儿易患中耳炎的原因。因此，教会孩子正确的擤鼻涕方法很重要。正确的做法是将手绢或卫生纸放在孩子鼻翼上，按住一侧鼻翼，轻轻将鼻涕擤出来，擦干净，然后换另一侧。

3. 正确地穿脱鞋袜

穿反鞋袜是幼儿初学穿鞋袜时常有的表现，这主要是幼儿往往将注意力集中在穿的动作上的原因。因此，照护者要通过示范指导，引导幼儿学习正确穿脱鞋袜的技能。具体的做法是让幼儿先分清袜子的正反、鞋子的左右，再穿袜子、鞋子，还应培养幼儿正确地摆放鞋袜，在固定地方穿脱的习惯，逐步培养幼儿穿脱鞋袜的秩序感。此阶段应提供坐的地垫，让幼儿坐在地垫上正确地穿脱鞋袜，注意同步培养幼儿讲卫生、不随地坐穿鞋的好习惯。

4. 正确穿脱衣服

此阶段的幼儿能双手配合照护者脱掉带拉链、纽扣的衣服。具体的做法是：照护者通过示范讲解和图示提示，“先他人、后自己”的练习顺序，帮助幼儿掌握解衣扣脱衣服的动作要领，逐步提高幼儿穿衣的能力。具体的练习活动可以有：给娃娃解衣扣、帮奶奶解衣扣、自己解衣扣、我会脱背心等。另外需要注意的是，要利用好夏季引导幼儿穿脱简单衣物的好机会。

5. 自己如厕坐便盆排便

此阶段的幼儿，若是已经养成有规律的排便习惯，可开始培养幼儿独自坐便盆排便的生活能力。具体做法是：照护者通过引导和协助，让幼儿逐渐形成独立脱裤子、找便盆排便的能力。此阶段幼儿的坐便盆应放在厕所里，以便幼儿形成自己如厕的意识，每次排便的时间在 5 分钟左右。

三、疾病护理

（一）五官疾病及护理

1. 龋齿及其护理

此阶段的幼儿乳牙已基本长齐，龋齿是婴幼儿的常见疾病。引起龋齿的主要原因是残留在牙齿上的食物，在口腔内细菌的作用下产生酸，酸把牙齿腐蚀成龋洞。幼儿的乳牙有牙釉质薄、牙本质脆、牙髓腔大的特点，同时也会有钙化不良、排列不整齐的特点。基于这样的生理特点，往往更易患龋齿。龋齿遇到冷、热、酸、甜的刺激，会有酸痛不适感，若龋洞深入牙髓，可致牙髓炎，脓液集聚在髓腔内，压迫神经末梢从而引起剧烈压痛。

（1）龋齿预防：一是注意口腔卫生。养成早晚刷牙的好习惯。采用顺着牙缝直刷的方法，刷上牙从牙龈处往下刷，刷下牙从牙龈处往上刷，这样可刷净牙缝里的食物残渣，且不损伤牙龈。二是合理营养，多晒太阳，牙釉质正常钙化，增强抗酸能力。三是预防牙齿排列不齐。

（2）治疗：乳牙患龋，进展较快，会影响恒牙的正常发育，应及时治疗。

2. 中耳炎及其护理

该阶段因为幼儿咽鼓管短而宽的生理特点，加之免疫系统尚处于发展阶段，功能不健全，他们易受感冒病毒或其他病毒的感染，使得细菌容易从喉部进入耳朵。这也是很多婴幼儿在 3 岁之前都曾患过中耳炎的主要原因。虽然预防中耳炎没有什么绝对有效的方法，但有些做法可以减少中耳炎的发生。

（1）避免幼儿经常感冒。感冒会导致咽鼓管阻塞，容易引起中耳炎的发生。

（2）创造无烟环境。研究证明，被动吸烟增加幼儿上呼吸道疾病的发生，导致中耳炎发病增加。

（3）患急性中耳炎后立即前往医院接受治疗。治疗一般需要半个月到 1 个月，而且一定要坚持治疗，直到痊愈为止。

（4）在家里要充分休息。发热会导致耳朵疼痛，可以用湿毛巾冷敷耳后，以减轻疼痛。

（5）平时擤鼻涕时，轮流使用两侧鼻孔，也是很好的预防方法。

（二）营养性疾病的护理

营养性疾病是指由于营养物质摄入不当（包括摄入不足、摄入过多或摄入比例失调）所造成的疾病。这里主要介绍下佝偻病。

佝偻病是 3 岁以下婴幼儿最常见的营养缺乏症。引起佝偻病的主要原因是：胎儿期维生素 D 合成不足；接触日光不足，导致内源性维生素 D 合成不足；摄入不足，天然食物及母乳中维生素 D 少；生长过快，没有及时补充充足的富含钙食品；疾病影响，胃肠道或肝、肾疾病可影响维生素 D 吸收。佝偻病的预防及护理可以采取下列策略：

（1）广泛开展健康教育。从胎儿期开始，采取综合预防措施，如向家长宣传佝偻病的病因、预防措施以及正确摄入维生素 D 的方法，指导家长实施。

（2）孕母应多户外活动，食用富含钙、磷、维生素 D 的食物，妊娠后期要每日补充 800U 的维生素 D。

（3）从 4～6 个月开始及时添加泥糊状食品，补充富有维生素 D、钙、磷及蛋白质等的营养物质，如蛋黄、肝类、鱼类、鱼子等。

（4）多引导幼儿进行户外活动，多晒太阳。太阳中的紫外线可以使皮肤组织中的 7- 脱氢胆固醇转变成维生素 D，促进钙的吸收。

（5）维生素 D 预防性补充。足月儿出生后 2 周就要开始补充维生素 D 200～400U 至 2 岁，早产儿和双胎儿生后就开始补充。

（三）传染性疾病及其护理

传染性疾病是指病原体从已受感染者体内排出，经过一定的传播途径，侵入易感者机体而形成新的感染过程的疾病。传染病在人群中流行，要同时具备传染源、传播途径和易感人群三个环节。①

1. 麻疹及其护理

麻疹是由麻疹病毒引起的急性出疹性传染病。临床上以发热、咳嗽、流涕、结膜炎、口腔出现黏膜斑及全身斑丘疹，疹退后为糠麸样脱屑，并留有棕色色素沉着为特征，具有高度传染性。春冬季易发。临床表现为发热39℃以上，伴有怕光、流泪、流涕、咳嗽等；麻疹黏膜斑出疹顺序为耳后、发际、前额、面颈部、胸背、四肢及手心足底，皮疹呈淡红色斑丘疹，压之褪色，后融合成暗红色，疹间皮肤正常。出疹3～4天后，开始按出疹顺序消退，有脱屑。护理要点：

（1）管理传染源：对患儿隔离至出疹后5天，有呼吸道并发症者延至出疹后10天，在流行期间应加强托育机构的晨间检查，早发现、早报告、早隔离，对接触麻疹的易感儿隔离检疫3周。

（2）切断传播途径：经常通风换气，保持室内空气新鲜，活动室用紫外线消毒，患儿衣物应在阳光下暴晒，流行期间易感幼儿避免去人多拥挤的公共场所。

（3）保护易感儿：主动免疫，对8个月以上未患过麻疹的小儿可接种麻疹疫苗；被动免疫，对年幼、体弱的易感儿接触麻疹后5天内注射人血丙种球蛋白可防止发病。

2. 水痘及其护理

水痘是由“水痘－带状疱疹病毒”引起的急性呼吸道传染病。临床上以全身症状轻，皮肤分批出现斑、丘疹、疱疹和结痂为特征。冬末、初春易发，通过直接接触、飞沫、空气等途径传播，人群普遍易感，病后可获得持久免疫力。临床表现为皮疹出现前24小时可呈现前驱症状，如低热、不适、厌食等；发病数小时后出疹，皮疹先见于躯干、头部、后背及面部及四肢，呈向心性分布。皮疹先为红色斑疹，数小时后变为丘疹，再经数小时变为疱疹。

疱疹壁薄易破，周围有红晕，疱液先清晰后混浊，常伴瘙痒。1周内结痂，再经数天痂盖脱落，不遗留疤痕。皮疹分批出现，自发痂至痂落，一般1～2周。护理要点：

（1）管理传染源：隔离患儿至疱疹全部结痂或出疹后7日，易感儿避免与患者接触，对接触者要隔离检疫3周。

---

① 孟亭含. 婴幼儿卫生与保健［M］. 上海：同济大学出版社，2018：165.

（2）切断传播途径：婴幼儿居室要经常通风换气，对空气和对患儿呼吸道分泌物及其污染物进行消毒，减少不必要的探视交往，流行期间托幼机构要采用紫外线进行消毒。

（3）保护易感儿：主动免疫，用水痘带状疱疹减毒活疫苗，免疫有效期可持续10年以上；被动免疫，对于有细胞免疫缺陷、免疫抑制剂治疗、体弱儿等，在接触病人后72小时内肌注水痘带状疱疹免疫球蛋白，可起到预防功效。

3. 风疹及其护理

风疹比麻疹传染性小，但6个月至6岁儿童易被传染，多见于冬春季。临床表现为：发热，稀疏斑丘疹，疹色浅红，从面部开始很快布满全身，四肢较少，手脚心不出疹子，待疹子出齐就退热。患儿颈部淋巴结肿大，小儿精神尚好。护理要点：

（1）管理传染源：要经常通风换气，对空气和患儿呼吸道分泌物及其污染物进行消毒。

（2）切断传播途径：流行期间幼儿避免去人多拥挤的公共场所，室内采用紫外线消毒。

（3）保护易感儿：可采用主动免疫，应接种风疹疫苗进行预防。

4. 手足口病及其护理

手足口病一般是由肠道病毒EV71感染所致。36个月以下婴幼儿易感，主要通过消化道、呼吸道和分泌物等途径密切接触传播。临床上以急性起病，发热，口腔黏膜出现散在疱疹，手、足、臀部出现斑丘疹、疱疹，疱疹周围有炎性红晕，可伴有咳嗽、流涕、胃口不好、恶心、呕吐、头痛等特征。个别患者可引起脑炎、脑脊髓炎、肺水肿、循环衰竭等。护理要点：

（1）管理传染源：保持室内空气流通，每日通风2～3次，必要时可采用食醋熏蒸、紫外线照射等方法进行消毒。

（2）切断传播途径：在流行期间幼儿少去人多拥挤的公共场所。经常洗手，做好个人卫生。

（3）保护易感儿：主动免疫，定期接种预防手足口病疫苗。平时要注意加强体格锻炼，以增强体质。

四、意外伤害与急救

（一）幼儿可能发生的状况与处理

1. 皮外伤（抓伤、擦伤、摔伤、咬伤）

根据受伤的程度进行分类处理。如无皮肤表皮损伤，可涂一些万花油或正红花油，给予幼儿安抚即可；如出现皮肤青紫、淤血、肿胀等，先进行冷敷处理，24小时后再行热敷消肿；如出现表皮损伤，送保健室用3%双氧水或生理盐水消毒处理后，涂红汞即可；如伤口较深且出血多，可用消毒纱布将局部包扎压迫止血后，送医院作进一步处理。

2. 呕吐

认真分析呕吐原因后，分类处理。因进食过急、过快，或条件反射等原因出现呕吐，只要让其减慢进餐速度或停止进食即可。因挑食、厌食、心理障碍等原因出现呕吐，照护者要耐心地做好心理疏导工作。若呕吐并伴有腹泻、发热等症状，应立即送其到保健室由保健医生处理。因头部撞击史，并伴有呕吐、头痛等症状，应立即送医院处理。

（二）意外伤害的急救处理

1. 创伤

（1）简单性创伤：如表皮擦伤、挫伤、切割伤、刺伤、裂伤。

检查伤口：大小、深度、污染、异物，及时用冷开水或生理盐水将伤口洗净，去除异物。

消毒和包扎：双氧水、碘伏消毒，并用创可贴、纱布包扎，若伤口深、大，出血较多、创面不齐或头、面、手部有切割伤，应马上将患儿送医院进行清创缝合处理。创面小而深、易有污物带入，清创后同时使用抗生素及破伤风类疫苗。

（2）复杂性创伤：及时送医院。在转院时，注意安全，减少肢体移动，创面要包裹，止血防止污染。

2. 骨折

幼儿在意外事故中使骨的完整性遭到破坏而导致骨折，常见幼儿骨折类型分为闭合性骨折和开放性骨折。

（1）闭合性骨折，也称为“青枝骨折”，指骨折处皮肤或黏膜完整，也就是“折而不断”，或者指骨折断面与外界空气无直接或间接性贯通，骨折端未受细菌污染。

可用木棍等作临时固定（上下各一个关节），以此减轻骨折端活动引起的疼痛和骨折断端损伤周围神经、血管，防止休克，并便于运送。

（2）开放性骨折，指骨折处皮肤或黏膜破损，骨折部位直接地或间接地与外界相通（包括刺破空腔脏器），骨折端污染，感染可能性大。

立即用消毒巾或棉垫将创口加压包扎，既可止血，又可防止伤口再污染，然后再上夹板固定。切忌将下肢损伤患儿呈屈曲状抱起或抬起。

（3）脱位：宝宝关节活动范围较大，韧带松弛，关节囊比较柔韧且富有弹性，牵拉负重后容易引起关节脱位，多见于肩关节、肘关节脱位和桡骨头半脱位。立即用三角巾适当固定后送医院，争取及早复位。

3. 脑震荡

此阶段幼儿头部很容易受外力损伤，从而引发脑震荡。受伤后立即出现暂时性意识障碍，一般不超过半小时，轻者仅意识恍惚，重者可意识丧失，出现轻度休克、缓脉、面色苍白、躁动、恶心呕吐或眩晕等，甚至可能长久失去知觉，并发脑水肿、脑出血。要跟踪观察，发现问题采取相应措施。轻者卧床休息1～2天，重者立即送医院。

4. 鼻出血

鼻出血是该阶段幼儿较常见现象，大多是因外伤引起，也有部分是全身性疾病，如血友病、出血性紫癜、白血病、急性传染病等引起。处理方法是立即将幼儿抱起呈半卧位，取消毒棉球擦去流出的血液，再用1%麻黄素或0.05%肾上腺素的消毒棉球，填入出血的鼻腔，同时压迫出血侧的鼻翼5～10分钟，在头颈部、鼻根部冷敷。如止血无效应立即将患儿送医院。

5. 异物

该阶段幼儿的鼻腔、外耳道、咽部、气管、支气管及食管常会因不慎而进入异物。不管异物发生在什么部位，均应立即取出，以免发生并发症，危及生命。

（1）鼻腔异物。

常见的有豆类、谷类、小玩具、纸团、果核等，或睡眠时有小昆虫侵入。紧急处理方法是：异物较小，可用手按紧没有异物的鼻孔，作擤鼻动作；若不能确定异物大小、种类或者嵌入深度等，则立即用医用镊子或鼻异物钳将异物取出。

（2）外耳道异物。

常见的有砂砾、石子、谷物等，或睡眠时有小昆虫爬入。体积小而光滑的异物，又未伤及鼓膜和外耳道，可长留在耳内；体积大的异物可引起听力障碍、耳痛及反射性咳嗽、耳鸣、眩晕等。植物性异物遇水膨胀，出现阻塞，会引起中耳炎。非动物性异物可用双氧水冲出、单脚跳等方法。对动物性异物，可滴入乙醇、麻油、乙醚或酚甘油将虫子杀死后用钩取出，或用手电筒灯光诱其自动爬出。

（3）眼异物。

细小异物进入眼结膜，会引起局部刺激、流泪及不适，当异物嵌入角膜时症状会更严重。因此，切勿用手揉擦，应立即滴眼药水将异物冲出，或翻开眼睑用冷开水冲洗，或用消毒棉球蘸生理盐水将异物拭去。当异物嵌入角膜时，要用0.5%丁卡因麻醉后，用生理盐水冲洗结膜囊，然后用生理盐水棉棒擦去，必要时滴抗生素液。

（4）咽异物。

鱼刺、碎骨类多见，常会嵌入扁桃体及其附近组织，引起咽喉部异物感、刺痛或吞咽困难。应立即就医，用镊子直接取出，勿轻易用饭团咽下，否则有可能会引起局部损伤。

（5）喉部异物。

若是较小、尖锐的异物嵌入喉头，会引起喘气、呛咳、声音嘶哑或失声等；若异物过大，可发生梗阻，严重的导致窒息死亡。具体处理方法是：若是液体或油类异物，应将幼儿抱起，头低拍背，引起咳嗽反射，有助于将异物咳出。若是固体异物则立即送医院手术取出，不可有侥幸心理。在送医院途中，应将幼儿从背部向前抱，一手放在小儿胸部，一手放在背部，作向前挤压的动作，以助小儿呼吸和吐出异物。

（6）气管、支气管异物。

气管、支气管异物往往是幼儿进食时哭闹嬉笑或因成人强迫宝宝吃药引起。支气管异物以右侧为多，先检查口腔及咽喉部，试着将手指伸及该处将阻塞物取出；或试用拍背法或推腹法进行急救。气管、支气管异物自然咳出的机会只有1%～4%，所以必须立即送医院抢救。

6. 灼伤

灼伤是指高温物质（开水、热汤、热油、蒸气等）、火焰、腐蚀性化学物质或放射线所引起的皮肤和组织损伤。其中以烧伤、烫伤为多见。具体处理要点有：立即用大量流动冷水冲淋20分钟以上，设法脱掉衣服，避免衣服和皮肤粘在一起，切勿撕拉，并用清洁床单包裹创面，立即送医院处理。对创面较小的灼伤，可先用肥皂水将灼伤部位冲洗干净，再将患部浸入冷开水中30分钟止痛，创面切勿涂油膏或酱油，以免感染。在身体易摩擦和碰擦部位，用消毒纱布包扎。

7. 犬咬伤

由于当代家庭养育宠物日渐增多，犬咬伤事例越来越多。被犬咬伤后，应立即挤血，用20%肥皂水冲洗，再用3%双氧水冲洗，然后用碘伏消毒，创口敞开，到医院处理。注射狂犬疫苗和破伤风抗毒素。

第三节　25～36个月幼儿的教育

25～36个月，是幼儿语言发展的关键期；此时注意仍然以无意注意为主，但是注意的持续时间、转换、广度、分配都有了一定的发展。根据皮亚杰认知发展理论，此阶段幼儿思维发展处于前概念或象征思维阶段和直觉思维阶段，此时对幼儿进行有针对性的认知教育，在培养幼儿注意力、思维能力、想象力、创造力等良好学习品质方面，对幼儿以后的发展有着重要的作用。

一、动作发展与教育

激发幼儿运动兴趣，丰富幼儿运动形式。引导幼儿进行多向走、跑、钻、跳、攀爬等综合运动，发展身体控制力、平衡力、协调性；提供材料训练幼儿双手转、滚、推、拧等手部动作，促进手部控制及双手灵活配合能力的发展。

（一）独自上下楼梯

24 个月以后，应将练习独自扶栏杆双脚交替上、下楼梯作为幼儿运动能力培养的重点内容。可以通过玩具、活动吸引幼儿上下楼练习，引导幼儿逐渐摆脱靠大人牵手或双手抓握栏杆，两步一台阶上、下楼梯的窘境，实现独立双脚交替上下楼梯。可以在日常生活中，引导幼儿自己上楼回家、下楼找朋友玩、不用牵手上下楼、快快上下楼等练习。

（二）练习双足跳

一般 24 个月以后的幼儿能双脚离地跳。幼儿跳跃不仅能增强腿部肌肉的力量、发展弹跳力和灵活性，同时也能促进动作的协调性、稳定性和平衡能力，对视觉运动能力的发展有着积极的促进作用。可通过模仿性的游戏活动，让幼儿逐渐感知跳跃落地要屈膝的动作要领，有序地提高他们行进跳的运动技能。在日常的照护中，可进行照护者双手牵着宝宝跳、学习小兔蹦蹦跳、跳小格子等练习。

（三）爬攀登架

攀登是手脚交替支撑身体上下爬行的一种动作练习。可引导 24 个月以后的幼儿尝试着玩儿童攀登架，不仅能发展幼儿的身体平衡能力、灵敏性和协调性，还能培养幼儿的勇敢精神、独立性和自信心。可通过具体的攀爬指导，帮助幼儿掌握四肢配合的动作要领，增强幼儿四肢的肌肉力量，尤其是双手的握力和臂力。

（四）玩球活动

对 25 ～ 36 个月阶段的幼儿，在玩球活动中可增添投掷、滚等技能练习，如图 5－7

所示。可通过提供给幼儿数量相同的充气皮球，引导幼儿与伙伴一起玩指定方向投球、滚球游戏，锻炼幼儿手的控球能力，感受玩球的快乐。在日常生活中，照护者可引导幼儿把球滚回家、投球追球、把球投过来、滚来又滚去等练习，如图 5－8 所示。

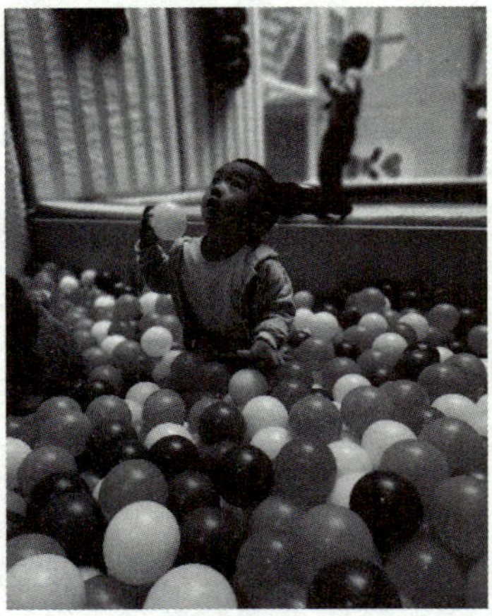

图 5－7　投、掷球活动（月龄 25 个月）

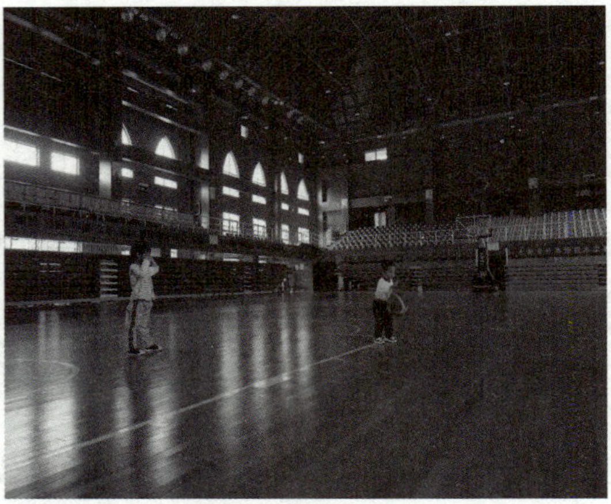

图 5－8　玩球活动（月龄 28 个月）

（五）学做主动模仿操

此阶段的幼儿可以学做主动操，促进幼儿主动地进行全身运动，可适当做简短的生活模仿类主动操。照护者可通过示范和引导，带动幼儿跟样学做，逐步训练幼儿按节奏、有顺序地完整跟做全套操节；也可以通过相应的儿歌内容提示，让幼儿边念儿歌边做模仿性动作。

（六）“两指对捏”的抓握

2 岁以后幼儿抓握物体的精准性越来越高，抓握方式由“三指捏”过渡到“两指对捏”（见图 5－9），应将“两指对捏”地抓握物体作为幼儿精细动作练习的重点内容。可通过日常生活中拾豆豆、简单的折纸活动、捡拾东西、学做手指操等进行练习。

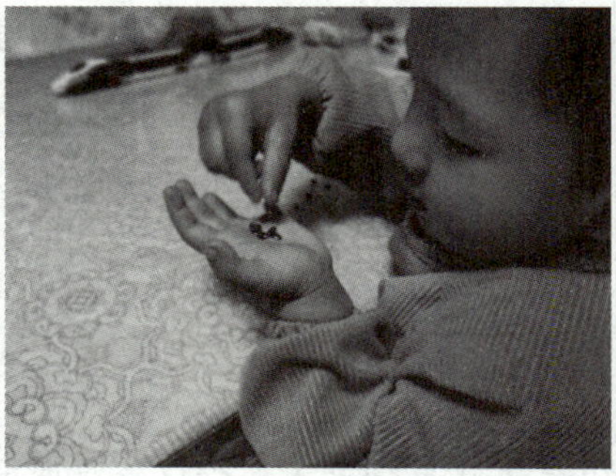

图 5－9　二指捏（月龄 29 个月）

（七）双手拧、转动练习

双手拧、转动、掰等活动是此阶段幼儿精细动作练习的重点内容。可通过日常水果的撕剥、拧瓶盖取物、学习转动把手开门、拧毛巾、挤干海绵里的水等方式，提高幼儿手的力量和双手配合能力。如图 5－10、图 5－11 所示。

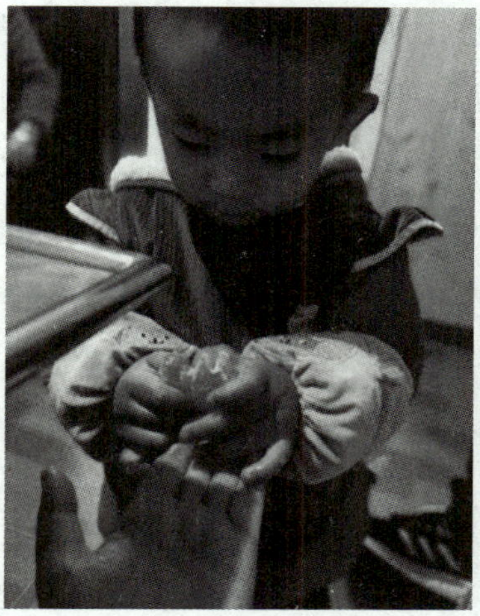

图 5－10　掰水果（月龄 25 个月）

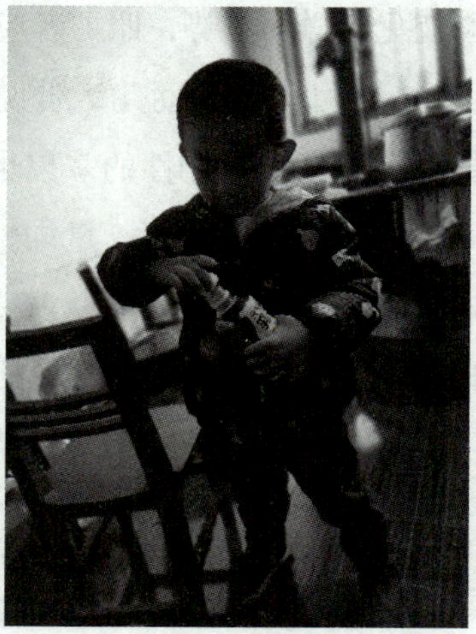

图 5－11　拧瓶盖（月龄 36 个月）

二、语言发展与教育

此阶段是幼儿语言发展的关键期。照护者此时要加强对幼儿语言发展的引导，丰富幼儿对人称代词、连词、形容词的理解与记忆，鼓励幼儿运用新词组成简单的完整句来进行表达与交流；引导幼儿分清图画和文字，自主地看书、听故事，促进幼儿口语表述习惯的养成。具体来讲可通过对话活动、听说活动、阅读活动等开展。

（一）对话活动

24个月以后的幼儿正处于学习使用词语来说话和思考的时期，对话活动是幼儿最喜欢的活动。此阶段幼儿对话活动的发展，可分阶段来引导。

25～30个月阶段，重点是引导幼儿学习按照母语表述的习惯，会用“我”“我们”等代词说完整的简单句来进行口语对话。通过创设不同的对话情景，在游戏中、游戏后对话等方式，鼓励幼儿模仿对话，逐步帮助幼儿进行表述语句的拓展，提高运用新词汇的能力。

31～36个月阶段，重点是引导幼儿按照母语表述的秩序，组建复杂的句子。此阶段的幼儿，很乐意就某个“问题”与大人进行谈话，用语言说话和思考问题的能力越来越强。可以通过回答“为什么”“是什么”等问题，培养幼儿有问必答的对话习惯，同时模仿运用“因为”“所以”“和”等连词及人称代词组成的复杂句子等。

（二）听说活动

25～30个月阶段的幼儿基本上能听懂成人简单的日常用语，而且对于词性的理解呈现不断变化多样的趋势，照护者应多增加一些人称代词、形容词及连词的表述频率。

31 ～ 36 个月阶段的幼儿，听说口语能力已逐渐接近成人水平，成人所说的日常用语几乎能完全听懂，对词性的掌握也越来越丰富，开始理解并记忆连词、量词及大量的代词。照护者应该提高连词、量词、代词等不同词性新词汇出现的频率，让幼儿听大量带有定语、状语修饰的复杂句，灵活运用日常生活中餐前食物介绍、游乐场安全要求讲解、每日趣闻分享等培养幼儿听说能力。

（三）阅读活动

24 个月以后的幼儿，就可以开创幼儿图书角，进行自主阅读活动了。

25 ～ 30 个月阶段，幼儿阅读特点是能看懂带有彩色图画的生活情境再现的简单小故事图书，一般专注阅读时间为 3 ～ 5 分钟。要以引导幼儿逐渐分清图文字画、观察画页之间不同点、理解图书内容为重点内容。照护者可通过看图讲述、集体阅读教学、边看书边听老师讲故事等途径，采用幼儿自发阅读、提升性引导阅读、提示性复习阅读等组织模式提升幼儿阅读水平。

31 ～ 36 个月的幼儿，阅读特点是能看懂有简单重复情节的多幅画面的图片、图书，能一边阅读一边听故事，还能进行简单的阅读后复述活动。此阶段要重点培养幼儿先“整书粗读”后“逐页精读”。照护者可为幼儿提供软皮类图书，鼓励他们看页码数字、逐页观察每页所表达的内容，例如通过根据问题找相关画页、看书讲故事、边听故事边翻书的方式，帮助幼儿提高阅读技能。

三、认知发展与教育

此阶段幼儿认知发展处于启蒙阶段。照护者要以激发幼儿对自然的感知与探究兴趣，鼓励他们积极认识物体形状、比较长短、记数认数、物体归类等活动为内容；引导幼儿认识常见的自然现象，理解物体一物多用及事物间的因果关系，促进其认知能力和思维灵活性的发展。

（一）对自然的好奇和探索

对自然事物充满好奇是这个阶段幼儿最典型的特点，因此要以一些常见的自然现象、事物间的因果关系作为此阶段幼儿认知的重点内容。照护者结合日常生活，引导幼儿感知白天黑夜、日出日落、刮风下雨等自然现象；同时也要通过带幼儿去旅行、看日出、爬山、春季公园寻春等实践活动，丰富幼儿的感性生活经验，激发幼儿关注自然环境的兴趣。

（二）判断物体的空间位置和量的不同

随着幼儿视觉辨识度的不断发展，视觉辨识清晰度的不断提高，幼儿在认知颜色、认识物体形状、量的比较以及感知空间能力等方面有较大的变化。

认知颜色上，尤其 31 ~ 36 个月阶段的幼儿，已能准确地辨别红、黄、蓝、绿、黑、白等多种颜色，并且能辨识红、蓝、绿等同色的深浅度。照护者可通过在美工区中开展指认彩虹的颜色、按要求找颜色、玩彩虹伞、颜色变变变等活动，引导幼儿区别同色物体颜色的不同深浅，并用完整的语句表述。

认识物体形状上，25 ~ 30 个月的幼儿能正确辨别三角形、圆形和方形物体，31 ~ 36 个月阶段，照护者可同样通过指认椭圆形、按要求找形状、玩图形匹配盒、猜图形等方式，引导幼儿认识心形、椭圆形等多种形状。

量的比较上，25 ~ 30 个月阶段的幼儿，已能观察到物体显著特征和物体之间的细小差别。照护者可结合具体实物，通过比较的方法让幼儿观察物体的空间位置和量的不同，感知物体形状、远近、长短。在此基础上，31 ~ 36 个月阶段，照护者同样通过结合具体物体认知的方法，引导幼儿区别厚薄、长短，并能恰当使用长短、厚薄词汇组成语句表述。

感知空间能力上，25 ~ 30 个月阶段的幼儿可通过实物摆放、玩游戏等方式感知物体上下、远近位置，31 ~ 36 个月阶段，照护者可通过躲猫猫、找玩具、玩具放在哪儿、听指令走远近等方式，引导幼儿感知理解里、外位置。

（三）感知数和数的意义

此阶段的幼儿，感知生活中的数字是数概念启蒙的重点。25 ~ 30 个月阶段，以引导幼儿学会初步的背数、记数为主。照护者可通过引导幼儿认识数字、记住自己的门栋号和亲人的电话号码、认识公交车车次等方式，让幼儿感知数字的存在，增强幼儿机械性记忆数字的兴趣和能力。31 ~ 36 个月阶段，帮助幼儿建立数概念是重要的内容。因此，该阶段照护者应将引导幼儿感知物体的“1”和“许多”作为此阶段数学活动的主要内容。通过认识“1”和“许多”、找出“1”和“许多”的物体、区别“1”和“许多”等游戏活动，结合具体实物，让幼儿多种感官参与来区别“1”和“许多”。

另外，幼儿能够进行手口一致地点数实物并说出总数，才标志着幼儿数概念的初步建立。因此，此阶段引导幼儿练习手口一致点数 3 以内的实物也是重要的教育内容。照护者通过数一数皮球有几个、我家有几口人、给好朋友分礼物等实践活动，结合幼儿生活活动，提供常见的实物，引导幼儿按“数一下、拿一个”的取放物体方式，培养幼儿做到口头数数和实物点数的一致；当幼儿能逐一进行实物点数后，再引导幼儿说出总数，帮助幼儿逐步建立数概念。

（四）学会简单的分类

2岁以前，幼儿已经学会简单地按物体一个特征分一类物体，在此基础上，25～30个月阶段，可将幼儿按物体特征归类作为重点内容。照护者可通过单独按物体的颜色、大小和形状，也可同时按物体颜色和大小、颜色和形状等特征进行分类的活动形式，引导幼儿对常见物体听指令进行按颜色、形状、大小归类，提高幼儿的动手操作能力和思维的灵活性。31～36个月阶段，随着幼儿认知能力的发展，可将按用途对物体进行分类作为重点内容。照护者通过找出最喜欢的衣服、宝宝的玩具有哪些、自己的鞋子等实践活动，帮助幼儿建立相同类别的概念。

（五）感知生活中物品的用途

随着幼儿认知内容越来越丰富，25～30个月阶段，可将引导幼儿感知物体的多种用途作为促进思维灵活性的重要内容。照护者可让幼儿观察物体在不同场景的不同使用方法，有意识地引导幼儿感知生活中一物多种用途，如：用钥匙可以开锁，也可以撬开奶粉罐上的铁盖，捅开饮料瓶口的纸封，还可以当笔在泥地上画画等。帮助幼儿积累生活经验，更全面地了解事物的特性，促进思维灵活性的发展。31～36个月阶段，让幼儿认识生活中常见的小工具，如削皮器、打气筒、开瓶器、开壳器等。通过有意识地引导幼儿观察成人在日常生活中如何使用工具的场景，如神奇的削皮器、能给气球充气的打气筒、这些工具叫什么名字、小工具大作用等，帮助幼儿积累生活经验，促进幼儿养成创造性思维。

四、情感与社会性发展及教育

（一）情感培养

25～30个月阶段的幼儿开始形成最基本的道德情感，得到赞许会表现出满意的情感，受到批评会产生羞耻的情感，开始能辨别简单的是非行为。此阶段，照护者应将引导幼儿辨别日常简单的是非行为作为情感培养的重点。一方面，通过成人以身作则的具体行为示范及幼儿亲身体验，培养幼儿有礼貌、不乱扔垃圾、爱护玩具、主动收拾玩具、不随地大小便等良好品德；另一方面，通过《好宝宝有礼貌》《玩具》《玩具我爱你》《花儿好看我不摘》等故事、儿歌及艺术作品的欣赏，激发幼儿对符合社会道德的行为产生愉快、自豪、羡慕和向往的情感。

31～36个月阶段，可将引导幼儿辨别日常行为的好与坏，学会控制和表达自己的情绪，作为此阶段幼儿情感培养的重点内容。照护者可通过在家不吵闹、我是乖宝宝、给爷爷奶奶打电话等活动，用故事、儿歌、情景表演等方式，鼓励幼儿表达自己的情感，控制好自己的情感，引导幼儿辨析行为的好与坏，听从大人的建议等。

（二）自我意识

2岁以后的幼儿，逐渐走出了自我意识的“混沌期”，喜欢表现自己，愿意独立做事。25～30个月阶段，照护者应将引导幼儿进一步感知自己的性别及特征，独立做一些力所能及的事作为自我意识培养的重点。可通过幼儿自我介绍、我会这样做、我有一双小小手等游戏活动，结合自我服务的练习机会，鼓励幼儿独立完成力所能及的生活自理活动，逐步帮助幼儿完成自我意识的积极构建。

随着幼儿性别意识的增强，在31～36个月这一阶段，照护者应将引导幼儿了解自己的性别特征，积极参与与性别吻合的活动，作为此阶段幼儿自我意识培养的重点内容。通过提供布娃娃、小汽车等与性别相吻合的玩具，鼓励幼儿按照性别合理地选择玩具。通过参与说说我的性别、我能穿什么衣服、我最心爱的玩具等实践活动，引导幼儿形成与性别相匹配的意识。

（三）规则意识

25～30个月阶段，要以引导幼儿遵守日常生活中简单的行为规则作为重要内容。照护者可结合幼儿生活内容和环境，通过具体情境中的示范与适时的引导，开展如这样看书、画笔不能墙上画、坐在地垫上穿鞋、饭后要漱口、做礼貌的好宝宝等活动，帮助幼儿了解并遵守简单的规则，体验遵守规则后被人赞许和肯定的自豪与愉悦感。

31～36个月阶段，要以引导幼儿理解和遵守简单的社会规则作为主要内容。照护者结合在具体活动中的行为辨析和具体的指导，通过开展踩着脚印上楼梯、不推不挤玩滑梯、垃圾不乱扔、我的小鼓响咚咚、等汽车等实践活动，结合儿歌故事欣赏来帮助幼儿逐渐理解和遵守规则，积极地促进幼儿体验遵守规则后被人称赞的自豪感和愉悦感。

（四）交往能力

随着幼儿交往意识的不断增强，25～30个月阶段，要以引导幼儿主动发出与同伴交往的积极信号，能友好地参与同伴间的活动作为交往能力培养的重点内容。照护者可通过看望好朋友、你能跟我一起玩吗、好朋友见面握握手、“对不起”“没关系”等实践活动，用儿歌、故事、歌曲等方式逐步引导幼儿掌握与同伴交往的技能；通过引导幼儿尝试运用微笑、请求、邀请等交往信号，引导幼儿根据伙伴的反应来调整交往行为。

31～36个月阶段，以鼓励幼儿主动交往，引导幼儿进行玩具、食物的分享作为重点内容。照护者可通过开展好朋友一起分享、一起尝味道、我们一起玩皮球、我来发礼物等实践活动，提高幼儿交往技能。

（五）适应环境

25～30个月阶段，可将帮助幼儿不断认识新的环境、较快地融入新环境的活动作为幼儿环境适应能力培养的重点内容。照护者通过开展快乐游公园、亲子园里朋友多、高高兴兴做游戏等活动，引导幼儿较快地认识新环境；通过让幼儿坐车、坐船出行，提高适应坐交通工具的能力。

31～36个月阶段，将引导幼儿适应生活环境及季节变化作为环境适应的重点内容。可通过开展春天放风筝、夏天游泳乐、秋天采摘苹果、冬天一起堆雪人等实践活动，引导幼儿认识四季的环境变化，让他们了解不同季节中人们的生活活动，通过亲身体验了解季节的变化，提高幼儿适应自然环境变化的能力。

五、艺术启蒙

（一）音乐

25～30个月阶段，将让幼儿感知音乐节奏的快与慢，能按歌词的提示做相应动作作为音乐活动的重点内容。照护者通过开展吹泡泡、找朋友、打电话、兔子和大象、捏拢放开、小手爬等音乐游戏活动，引导幼儿区别节奏的快与慢；在欣赏简单欢快的儿歌基础上，引导幼儿完整跟唱，根据歌词提示来做相应的肢体动作，发展幼儿的韵律感和音乐想象力。

31～36个月阶段，在前期幼儿音乐节奏感培养的基础上，照护者通过开展律动手指变变变、猪八戒吃西瓜、摘果子、我的好妈妈、两只老虎、哈巴狗、我爱我的小动物等活动，重点引导幼儿学习按音乐旋律完整地唱儿歌，并进行有节奏地敲打乐器活动，培养幼儿的韵律感和音乐的表现力。

（二）美术

1. 涂鸦

25～30个月阶段，重点引导幼儿在指定的地方放置竖线、曲线、色块等大胆地表现简单的事物，体验涂鸦活动的快乐。照护者可通过开展添画（老虎笼子、小鸡栅栏）、印章画（喂动物、一篮水果）、点画（苹果树、草地上的小花）、涂色（格子布）等实践活动，发展幼儿绘画能力。

31～36个月阶段，重点引导幼儿在指定位置，大胆地用线条和色块组合成简单的物体形状表现事物的特征。照护者可通过开展汽车滚画（彩虹马路）、涂色（彩虹伞、西瓜）、棉签点画（柳树发芽、一串红）、拓印画（水果屋、快乐的小鱼）、添画（小狗的家、大树小树）等实践活动，发展幼儿开展多色彩的定位组合涂鸦活动的能力。

2. 美工

25～30个月幼儿，美工活动的重点是引导幼儿按示范步骤及要求进行自主操作，完成定位美工作品，感受作品的色彩美感和参与美工的乐趣。照护者通过开展撕贴画（下雪了、包糖果、一罐彩纸球、水果项链、装饰太阳帽、揉纸球）等活动，培养幼儿参与美工的乐趣。

31～36个月阶段，随着幼儿剪刀及小工具的学习使用，重点引导幼儿按要求有序地进行美工材料操作，积极完成美工作品组合，体验作品的色彩与图形美。照护者通过开展剪贴（带花点的太阳帽、爸爸的领带）、剪纸（面条、小雨点）、折纸粘贴（小兔吃萝卜）、粘贴（灯笼）等活动，培养幼儿剪贴、剪纸、折纸粘贴等手工创作能力。

本章小结

本章主要介绍了25～36个月幼儿生理与心理发展概述、25～36个月幼儿的保育、25～36个月幼儿的教育等内容。其中25～36个月幼儿生理与心理发展概述主要从幼儿生长发育特点、动作发展、语言发展、认知发展、情感与社会性发展等方面来介绍幼儿生理、心理发展特点。在此基础上，从营养与喂养、生活照料、疾病护理和意外伤害与急救四个方面，介绍对25～36个月幼儿的保育要点。在了解幼儿生理和心理发展特点基础上，结合保育知识，重点阐述了对该阶段幼儿实施动作发展、语言发展、认知发展、情感与社会性发展以及艺术启蒙五个方面的教育。

同步练习

一、选择题

单选题

1. 25～36个月幼儿，生长发育的最大特征是（　　）。

A. 长出乳牙　　B. 容易患龋齿　　C. 易患佝偻病　　D. 易患手足口病

2. 幼儿骨折，根据幼儿生理发展特点，往往表现出折而不断的现象，称为（　　）。

A. 开放性骨折　　B. 闭合性骨折　　C. 青枝骨折　　D. 撕裂性骨折

3. 25 ~ 36 个月幼儿易感的传染性疾病有（　　）。

A. 龋齿　　B. 佝偻病　　C. 手足口病　　D. 犬咬伤

多选题

1. 对 25 ~ 36 个月幼儿实施保育，营养与喂养主要包括哪些方面？（　　）

A. 营养需求与饮食特点　　B. 食物品种和进食量

C. 家庭喂养与实施　　D. 托育机构膳食管理

2. 25 ~ 36 个月幼儿教育的主要内容包括（　　）。

A. 动作发展　　B. 语言发展

C. 认知发展　　D. 情感与社会性发展

二、判断题

1. 传染性疾病是指病原体从已受感染者体内排出，经过一定的传播途径，侵入易感者机体而形成新的感染过程的疾病。传染病在人群中流行，要同时具备传染源、传播途径和易感人群三个环节。（　　）

2. 水痘是由“水痘－带状疱疹病毒”引起的急性呼吸道传染病。皮疹先见于躯干、头部、后背及面部及四肢，呈向心性分布。（　　）

3. 婴幼儿鼻出血是较常见现象，大多是因外伤引起，正确的处理方法是立即让幼儿仰头，并用纸团塞住鼻孔。（　　）

三、简答题

1. 对 25 ~ 36 个月的幼儿，家庭喂养的实施要点是什么？

2. 概述对 25 ~ 36 个月的幼儿实施生活能力护理的要点。

四、思考题

谈一谈 25 ~ 36 个月患龋齿的幼儿的护理方法。

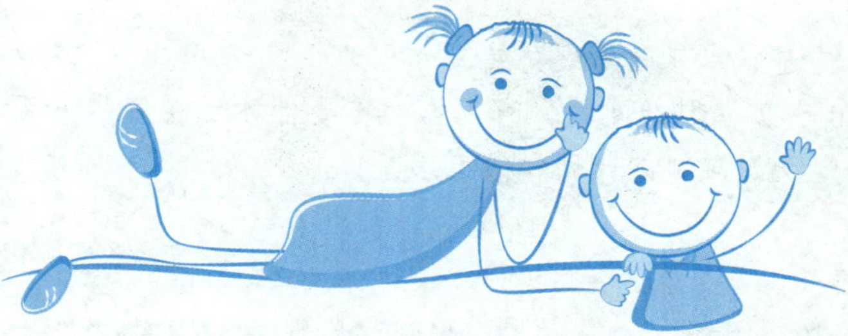

第六章　0～3岁婴幼儿保育与教育的组织与实施

学习目标

知识目标

1. 了解 0～3 岁婴幼儿保育工作的重要性
2. 掌握 0～3 岁婴幼儿早期教养活动的内容和常用方法

能力目标

1. 能够运用科学的方法对婴幼儿进行保育，知道生活环节中的保育要求
2. 能为 0～3 岁婴幼儿创设科学适宜的教养环境和玩具
3. 能制定婴幼儿日常保育与教育的科学作息时间
4. 能撰写班级计划和设计一日生活各环节观察记录表

情感目标

1. 真正关心和爱护婴幼儿，及时调整工作态度和目标
2. 形成与家长、社区共同育儿的共同体，促进婴幼儿个体身心健康发展

教学导入

0～3 岁婴幼儿的年龄特殊性，决定了其保育与教育必将采取“以养为主，教养融合”的实施。0～3 岁婴幼儿保育与教育要关注婴幼儿的健康和发育，关注他们的认知能力发展，关注他们逐渐形成的情感和社会活动能力，关注他们的个别需求和差异，促进婴幼儿在动作、感知觉、思维、情绪情感、个性、社会交往能力等方面的自然发展、和谐发展和全面发展。在保育和教育过程中，早期发现和诊断婴幼儿身心发展中的问题，并有针对性地进行预防、干预，以

减少障碍，促进个体身心健康发展。

问题： 0～3 岁婴幼儿的保育工作的重要性体现在哪些方面？教养活动内容和方法有哪些？如何制订计划和做记录？

第一节 0～3 岁婴幼儿的保育工作

为 0～3 岁婴幼儿提供早期教育活动场所，组织开展多种形式的亲子教育活动使其积极、主动地探索，从而培养身心健康的儿童，是社区、父母、教师的重要任务。社区要关注婴幼儿早期发展，动员社会资源为婴幼儿及其家庭服务；教师要为父母等教养人提供多元的社会支持，向 0～3 岁婴幼儿教养人传播正确的育儿理念、育儿知识与育儿方法，改进教养人在照料、护理和教育婴幼儿方面的知识、态度、行为和能力。

对 0～3 岁婴幼儿进行保育和教育，首先要了解保育的概念、内容及其重要性，然后组织和实施适宜的保育活动，从而促进 0～3 岁婴幼儿健康快乐地成长。

一、保育的重要性

保育是指早教教师和教养人为婴幼儿的生存发展提供环境和条件，给予照顾和养育，以保护和促进婴幼儿正常发育和良好发展。保育对于婴幼儿成长的重要性体现在以下方面。

（一）保育是婴幼儿生理发展的需要

人是所有动物中依赖父母生存时间最长的动物，在人生命的最初几年中，婴幼儿离开成人的照顾无法独立生活，他们不会自己进食或得到食物，不具备独立生存的能力，需要成人为之提供必要的物质条件，给予精心的保育。同时，婴幼儿期是一个人生理发展十分迅速的时期，婴幼儿身体的各个组织、各个器官都处于迅速生长发育的过程中，他们已具备人体的基本结构，但是他们的身体还很柔弱，发育还不完善，机体对外界环境的适应能力及对疾病的抵抗能力都比较差，极易受到外界种种不良因素的影响，发病率高。

（二）保育是婴幼儿心理发展的需要

从婴幼儿心理发展的特点看，无论是认知过程的发展，还是意志、个性的发展，婴幼儿均由无意识、无目的渐渐向有意识、有目的发展。一个健康的婴幼儿，不仅要有强健的体魄，而且还要有健康的心理状态、稳定的情绪。保育工作要使婴幼儿感到被人关心与爱护的温暖和愉快，感到安全，使他们能保持愉快积极的情绪参加各种活动，心理得到良好的发展。

（三）保育是整体教育不可或缺的一部分

保育贯穿于婴幼儿的一日生活中，也就是说托幼园所的各项活动中处处有保育、事事有保育，一切活动都应体现保育和其他活动相结合的原则。适合婴幼儿年龄特点的保育工作能促进婴幼儿健康成长。如户外活动时，不可避免地涉及婴幼儿的服装、安全、活动量等保育内容，否则就会影响其健康和安全。在托幼机构的保育工作中，我们还要根据婴幼儿发展的需要，尊重婴幼儿、引导婴幼儿，培养他们自己的事自己做，不会的事学着做，会做的事经常做，使婴幼儿及早形成自理能力，能自己穿脱衣服，自己吃饭，玩后整理好玩具，物归原处等。这对婴幼儿能力的培养、独立个性的发展都有很大帮助。

二、0～3岁婴幼儿保育工作的具体实施

0～3岁婴幼儿的保育就是为婴幼儿提供必要的生活条件，如吃、喝、拉、撒、睡、穿、住、用等，提供合理化、科学化的物质生活。要根据不同年龄婴幼儿的特点，既要保证质量，又要提供合理的数量，从而促进婴幼儿健康成长。

（一）清楚婴幼儿发育标准及测量方法

1. 体重

第一，婴幼儿体重标准测量公式：1～6个月时体重（千克）= 出生体重（或3千克）+ 月龄 ×0.6（千克）；7～12月体重（千克）= 出生体重（或3千克）+ 月龄 ×0.5（千克）；2～7岁体重 = 年龄 ×2+8（千克）。

第二，实际测量体重的方法：每次测量时先让宝贝空腹，并且排去大小便，否则容易与宝贝的净重体重出现误差。为了避免宝贝受凉，测量时可以连衣物和尿布等一同称重。不过，测量完后要减去衣物和尿布的重量，这样才能够得到宝贝的净重。

在1岁之内要每个月测量一次宝贝的体重。如果有条件，最好把每次的测量结果记录在宝贝生长发育曲线上。通常通过曲线的走向便可以看出宝贝的体重增长趋势。如果曲线向上表明宝贝营养状况良好，如果曲线向下表明身体异常，父母要重视起来，赶快查找原因。

第三，婴幼儿体重偏轻怎么办？具体问题具体分析：

如，给宝宝吃的东西看起来丰富，但宝宝吃了以后是否能消化？消化不好吸收就更不好，又或者给宝宝提供的食物制作方法不对，使得营养流失，导致宝宝有这种情况，因此，饮食方面一定要注意喂养方法及用量。

又如，是否在合适的时间添加辅食？宝宝在五六个月大时，必须及时地给宝宝添加辅食，以提供宝宝生长发育所必需的营养素。蛋黄、营养米粉、苹果汁、胡萝卜汁、番茄汁等，都是适合宝宝吃的辅食。

再如，让宝宝多运动了吗？运动有助于消化，更有助于提升进食欲望和促进营养吸收，所以每天陪宝宝适量运动是必需的功课。

2. 身高

第一，影响身高的因素。原因很多，其中除了最广为人知的遗传因素之外，还受睡眠、营养等影响。

（1）睡眠。宝宝在睡觉期间是最容易长身体的，如果宝宝睡眠质量不佳或是睡眠不足，就会影响到身高发育。一般情况下，新生儿一天睡眠时间要保持在 20 小时左右；2 ～ 6 个月的宝宝一般为 15 ～ 18 小时；6 ～ 18 个月的宝宝则是 13 ～ 15 小时。当然，如果宝宝睡眠时间达不到，但是精神良好，情绪和生长发育状况都很正常，也无须按照这个标准。

（2）营养。当营养跟不上宝宝生长发育的需要时，宝宝身体的各项组织就会受到影响，如骨骼生长变慢，身高上不去以及体重减轻，达不到应有的标准。反之，当营养过剩时，多余的营养会在体内堆积，导致宝宝体重过重，也是不利于身体健康的。

（3）运动。运动能够促进血液循环，使骨骼发育增长加快。宝宝从 3 ～ 6 个月开始就可以适当地做些运动。

（4）疾病。宝宝生病也是会影响到身高体重的。一般急性疾病会影响到体重，慢性疾病会影响到身高。当宝宝的身高总是低于普通宝宝 10% 以上，就表示为生长缓慢了；如果是低于 30% 以上，就需要及时诊治。

第二，如何让宝宝长高。除了遗传问题以外，睡眠、营养以及运动都是影响宝宝长高的因素，因此，爸爸妈妈们可以从这三方面入手，帮助宝宝快快长高。

（1）保证充足的睡眠。睡眠对宝宝的生长发育有特别重要的作用，因为生长激素是在睡眠时分泌出来的。

（2）均衡的营养供给。应保证宝宝每天摄入足够的蛋白质、碳水化合物及维生素，特别要适当补充动物性蛋白。因为蛋白质缺乏会直接影响身高增长。另外，钙、磷元素及维生素 D 是骨骼生长的重要物质基础。牛奶富含蛋白质、钙，是很好的促进长高的食品。

（3）适量的运动锻炼。运动锻炼能促进孩子骨骼、肌肉、关节、韧带的发育和功能健全。具体而言，宝宝可以在床上玩蹬腿、翻滚、爬行，或者进行游泳、跳跃、婴儿操等运动。爸爸妈妈可以经常带宝宝晒晒太阳，促进体内维生素D的产生，从而帮助钙质吸收。

（二）注重各个生活环节中的科学保育工作

首先是生活环节中的科学保育。在生活环节中，婴幼儿的保育工作具体表现在饮食、盥洗、睡眠等方面。

1. 饮食

随着婴幼儿年龄的增长，大人应放手逐步培养婴幼儿使用餐具和独立吃饭的能力。

（1）1岁半婴幼儿可以学习自己吃饭，一手拿勺，一手扶碗，只要婴幼儿自己一口一口吃，成人都应表扬他，不要过分强调右手拿勺。我们可以培养婴幼儿双手都能使用勺子，这样对婴幼儿左、右半脑智能开发是非常有利的。

（2）2岁以后能熟练用勺子吃饭，保持饭桌干净，偶尔婴幼儿要求用筷子吃饭，我们也应允许。

（3）培养婴幼儿进餐时一口饭一口菜地吃，定时定量，不挑食，不偏食，不要用汤泡饭吃，保证营养全面。

（4）进餐时婴幼儿要坐在固定的位子上吃饭，注意力集中，不走来走去，也不要看电视、玩玩具，这样会分散注意力，影响食欲。

（5）提供色、香、味、形俱全，适合婴幼儿食用的菜类、点心，饭菜不要太烫或太冷，用儿歌、故事引导婴幼儿喜欢吃各种食物，尤其是蔬菜，让婴幼儿获得各种营养。

（6）坚持正面教育和帮助。成人要耐心教会婴幼儿正确使用餐具，帮助婴幼儿擦净手、脸、衣服上弄脏的地方，鼓励婴幼儿认真学习吃饭，千万不能粗暴处理，打骂孩子，更不能图省事，包办代替，剥夺婴幼儿自己学习吃饭的机会。对于挑食的婴幼儿，成人要耐心地鼓励他养成尝一口的习惯，从少量食物的摄入，到逐步增加食物的量和品种，千万不要强迫硬塞，否则会让婴幼儿对进食感到压力。对不肯吃蔬菜的婴幼儿，可以把菜包在馄饨里，或烧在菜粥里，让婴幼儿吃下去，再告诉他这些蔬菜有益于身体健康，鼓励、引导婴幼儿逐渐喜欢吃各种食物，养成不挑食的好习惯。

2. 饮水

水是生命之源，是人体重要的营养素之一。水能调节婴幼儿体温，加强血液循环，促进婴幼儿肠胃的消化、吸收和排泄。水对幼儿来说尤为重要，婴幼儿体内水分占总体重的 70% ～ 75%，因此婴幼儿对饮水的需要量比成人多，我们要提供婴幼儿饮水的设备和条件，满足婴幼儿随时饮水的需要：

（1）量。1 岁婴幼儿每天水的需求量为 120 ～ 160 毫升 / 每千克体重，2 ～ 3 岁婴幼儿每天需要水为 100 ～ 140 毫升 / 每千克体重。

（2）质。3 岁婴幼儿最好以饮白开水为主，根据不同季节和不同婴幼儿的特征，我们还可以为婴幼儿特制些营养保健水，既能补充婴幼儿的水分，又能预防疾病。如夏天温度高，容易中暑，可以用绿豆、西瓜皮、金银花一起煮成水，既可清热解毒，又能消暑清咽；秋天用白萝卜和黄豆煮水，既可以通气润肠，又能清热去燥，对婴幼儿的身体健康很有帮助。

3. 大、小便

一般来说，婴幼儿 3 ～ 4 个月就可把尿，7 ～ 12 个月学着坐盆排便，对大、小便的语音信号有反应，有一定的排便规律。13 ～ 18 个月要学习用语言或动作表示大、小便，并在厕所坐盆便溺。2 岁开始要穿满裆裤，不坐在便盆上吃东西，外出时不随地大、小便。

要让婴幼儿养成良好的大、小便习惯，首先需要成人的仔细观察，摸清婴幼儿大、小便的时间规律，其次要有意识地提醒、培养，这样才能够帮助婴幼儿逐渐养成定时排便的习惯：

（1）仔细观察，掌握婴幼儿的大、小便规律。

（2）轻声提醒，督促婴幼儿定时大、小便。

（3）温柔细腻，帮助婴幼儿清洗身体和脏衣裤。

4. 洗澡

（1）搞清楚婴幼儿不愿洗澡的原因。婴幼儿不愿意洗澡，大多是因为害怕肥皂沫等流进眼睛里。大一点的婴幼儿不愿意洗澡，多数是因为他们在干自己喜欢干的事情，不想被洗澡的事情破坏了玩兴。

（2）让婴幼儿感受到洗澡的乐趣。给婴幼儿洗澡时，要和婴幼儿一起嬉戏、聊天，不能像完成任务一样。

（3）洗澡的时候尽量顺着婴幼儿。当婴幼儿愿意洗澡时，一定要鼓励婴幼儿。如果婴幼儿在洗澡的时候提出了一些要求，比如水温由自己来调节，沐浴液由自己来抹等，成人应该尽量满足婴幼儿的心愿。

（4）鼓励婴幼儿自己洗澡。尽量鼓励婴幼儿自己洗澡。成人可以坐在婴幼儿身边，耐心地指导婴幼儿。

5. 睡眠

（1）睡眠环境。安静、光线柔和，周围色彩以冷色为主，配以天空、星星、月亮的背景为佳；温、湿度适宜，卧室要保证温、湿度相对稳定，室温一般以20℃为佳，湿度以60%左右为宜。卧室内应干净，整洁；盖被轻软、舒适，不宜太多，棉质尤佳，不会引起皮肤过敏；空气新鲜流通，睡前、醒后宜开窗换气。

（2）睡前亲子阅读。一般在睡前30分钟停止一切游戏，不要看惊险刺激的电视节目等；上床前用温水洗脚；母亲可陪孩子入睡，给孩子讲一些故事，或同孩子一起欣赏音乐，以达到临睡前转移婴幼儿注意力的目的；多给婴幼儿一些爱抚。

（3）合理调整睡眠时间。婴幼儿的新陈代谢比较旺盛，白天过多的睡眠容易使晚间很难入睡。所以，白天要适当减少孩子的睡眠时间，增加一些户外活动，加大活动量。晚饭后，适当散步，使婴幼儿感到一丝倦意，以便尽快入睡。不同月龄婴幼儿的睡眠时间长短不同，需要大人仔细观察。除观察睡眠姿势是否正确外，还要观察睡得是否安静，是否睡够时间，是否有不良习惯，如吃手、吃被子角、蒙头睡等。对睡眠不安的要仔细进行观察，找出原因，及时妥善处理。

（4）通过睡眠状态了解身体是否健康，或者是否已患疾病。正常的婴幼儿的睡眠是入睡后非常安静，呼吸轻而匀，头部略有微汗，面目舒展，时而有微笑的表情。如果出现睡眠异常现象，则往往是病患潜伏或发病的征兆。有些幼儿睡眠的异常现象是由于白天兴奋过度或饮食过量所致。

6. 户外活动

（1）着装要求。户外活动时，婴幼儿必须穿着松紧适度的运动鞋、球鞋，以免扭伤脚跟、意外跌伤。衣服须透气性好，能吸湿，较宽松，不要穿紧身服装，以免婴幼儿汗腺被堵塞，引起皮肤不良反应。注意活动前的检查准备工作：鞋带是否系好，衣服是否过多，腹部是否保暖，体弱儿童是否垫好干毛巾，活动休息时要用干、热毛巾擦汗，并穿上外套。

（2）自我保护能力的培养。随着婴幼儿年龄的增长，户外活动中的保育要从被动保育逐渐向主动保育发展，为此要从细节处培养其自我保护能力，掌握一些简单的自我保护方法。如可培养婴幼儿热了脱衣、冷了穿衣、累了休息、渴了喝水、出汗要擦、腹部保暖等自我保护的能力，强化自我保护意识，教育婴幼儿在运动中不可推撞别的小朋友。

（3）婴幼儿运动量与注意点。“强度小些、密度较大、时间较短、强调节奏”的活动比较符合婴幼儿的生理特点。在户外活动时，要让婴幼儿有较多的时间处于有效的锻炼范围内，心率保持在120～170次/分，以利于促进心血管系统的健全发育和机能的不断完善。在户外活动中要面向全体，注意个别，合理选择和搭配好体育项目。

第二节　0～3 岁婴幼儿的教育

0～3 岁婴幼儿教育活动是指早教教师和教养人通过一定形式，有计划、有目的地对婴幼儿的身心发展施加影响，包括 4 个方面：动作发展教育、认知发展教育、语言发展教育、情感与社会发展教育，所以也称为“早期教养活动”。早期教养活动包括亲子之间、教师与家长、教师与婴幼儿之间展开的三角双向互动。

一、早期教养活动的特点

从婴幼儿经验和现实出发，一般将婴幼儿早期教养活动划分为生活、运动、认知、语言、探索、艺术六个领域，每个领域都从婴幼儿发展的实际出发，从婴幼儿遇到的问题和生活现实出发，注意从易到难，从简到繁，从近到远，合理安排课程内容。这就使课程内容既符合婴幼儿发展的逻辑，又符合内容难易和经验关联的逻辑；同时将渗透的理念融入这六个领域之中，使婴幼儿课程前后联系，左右关联，浑然一体。

婴幼儿早期教养活动有以下特点：

第一，通过生动活泼的体能游戏，发展婴幼儿坐、爬、行、跑、跳等肢体运动能力，促进其全身平衡协调性发展和空间运动能力的提高。通过协同操作的动手游戏，发展婴幼儿的精细动作和小肌肉控制的灵活性，培养手眼协调能力和动手的能力。

第二，通过生趣盎然的认知游戏，激发婴幼儿的好奇心和探索的兴趣，培养婴幼儿的观察力、注意力、记忆力、分析归类能力以及想象力、创造力，通过丰富多彩的音乐游戏，体验律动、节奏和美妙音符，初步培养婴幼儿对音乐艺术的感悟和审美情趣。

第三，通过形象逼真的角色游戏，引导婴幼儿互相交往，与人合作，培养他们相互协作的团队精神和良好的独立性格，促进婴幼儿个性与社会性的协调发展。

二、早期教养活动的内容

根据婴幼儿的发展特点以及婴幼儿教研的特点，早期教养活动包括六个方面或领域。

1. 生活活动

目的是使婴幼儿有进餐、睡眠、盥洗等基本生活能力方面的经验，重点是获得基本的生活能力，养成基本的生活习惯，生活中充满安全和愉快的情绪。

（1）建立与照料者的依恋和信任关系。

（2）获得初步的生活能力。

（3）建立初步的生活习惯和秩序。

（4）对幼儿园或早教机构的生活感到安全和舒适，保持稳定和愉快的情绪。

（5）萌生独立自主的意识和能力。

2. 运动活动

目的是使婴幼儿有肢体运动能力方面的经验，重点是发展大肌肉动作，也包括散步等与自然、社会接触的活动，以及由此形成的认识和感受。

（1）发展基本的运动能力和身体机能（平衡、手眼协调等）。

（2）感受运动的快乐和自信。

（3）感受与身体运动有关的时间和空间关系。

（4）运用身体动作感知并主动探索周围环境和材料。

3. 认知活动

目的是使婴幼儿有手部精细动作方面的经验，重点发展手指动作和手眼协调等能力，也包括婴幼儿对物品的探究、操作以及由此形成的认识和感受。

（1）感受探究、操作的快乐。

（2）运用各种感官主动探索和表达。

（3）愿意扮演角色和与人交往。

（4）尝试多种材料和简单的工具的玩法，能爱惜物品。

（5）能选择角色并表现角色行为，发展想象力。

（6）建立与同伴的亲近、友爱关系。

4. 语言活动

目的是使婴幼儿有倾听和口头表达方面的经验，重点发展倾听习惯和口语表达能力，也包括各类作品的欣赏及与他人的语言交流等能力。

（1）愿意倾听别人说话，愿意表达自己的认识和感受。

（2）形成阅读的习惯，感受阅读带来的快乐。

（3）喜欢听优美的语言和音乐。

（4）尝试表达自己的想法。

5. 探索活动

目的是使婴幼儿有相关观察力和好奇心、求知欲等方面的经验，重点发展对周围世界的好奇心及观察的习惯，也涉及生活、环境的兴趣与经验。

（1）对周围的自然、社会和文化事物、现象及活动充满兴趣，有关注和探究的倾向。

（2）运用动作或语言表达对各种事物和现象的喜爱、好奇。

（3）使用各种感官主动探索周围事物、现象的特点和规律（类别、异同、形、色、数量、时空等）。

（4）观察客观事物，并建立与已有经验的联系。

（5）关注各种社会生活活动，愿意去了解、参与、尝试或模仿。

（6）建立关心、爱护动植物和周围环境的意识。

6. 艺术活动

目的是使婴幼儿有表达和审美方面的经验，开始发展涂鸦及唱跳等，以及对美好事物的兴趣、节奏感等能力。

（1）对身边美好的事物有兴趣。

（2）愿意用纸笔等材料表达自己的认识和感受。

（3）愿意倾听、哼唱音乐作品。

（4）愿意用音乐、舞蹈等表达自己的认识和感受。

这六个层面只是一种相对的经验划分，它们相互联系，在更多的情况下，它们是有机结合在一起。教师要充分了解和把握这六类活动的特点和功能，以对这些活动形式进行合理的、整体的运用。

三、早期教养活动常用方法

正确地组织和实施 0 ～ 3 岁婴幼儿教养活动，可以从游戏、问答、讲述、操作等方面来选择进行。

（一）游戏法

游戏法，是指有意识地通过婴幼儿喜闻乐见的游乐、玩耍活动，实现教育教养目的的方法。游戏具有四个特点：婴幼儿主动参与、获得愉快的情感体验、帮助婴幼儿认识世界、具有合作性质。

1. 婴幼儿游戏的类型

（1）益智游戏。益智游戏通常以游戏的形式锻炼了游戏者的脑、眼、手等，使人们获得身心健康，增强自身的逻辑分析能力和思维敏捷性。值得一提的是，优秀的益智游戏娱乐性也十分强，既好玩又耐玩。如用汤勺（筷子）将大小不一、材料不一的球运到指定容器内。

（2）徒手类游戏。这种游戏主要发展幼儿走、跑、跳、钻等基本动作，为提高幼儿的运动能力奠定良好的基础。

（3）器械类游戏。各类器械品类主要有滑梯、秋千、木马、压板、攀登架等，各种童车也可作为婴幼儿游戏器械。婴幼儿通过游戏，既可学会利用线索与策略，动手动脑解决问题，又可克服困难，锻炼意志，还可以发现和了解自己的能力，产生胜任感与成就感，更进一步有利于儿童自信心与进取心的培养。

（4）亲子类游戏。家长和孩子一起参加一些需要互相帮助的活动，培养孩子团结互助的品质，增进孩子和爸爸妈妈的亲密感。

（5）户外游戏。主要是体育活动，能调节婴幼儿情绪，促进同伴间友好和谐。有目的的户外体育活动，可以让婴幼儿舒展身心，陶冶性情。

2. 实施游戏法的要点

（1）教养人是游戏的参与者、辅导者。

（2）教养人是游戏的指导者。

（3）婴幼儿有自主选择的权利。

（4）游戏应与婴幼儿的发展水平匹配。

（二）问答法

问答法，是指教养人提出问题让婴幼儿回答或回答婴幼儿提出的问题，以达成教育目标的方法。

1. 问答法的类型

（1）婴幼儿提出问题，教养人引导婴幼儿获得答案。

（2）教养人提出问题，婴幼儿思考找到答案。

（3）婴幼儿自己提出问题，自己寻找答案。

2. 实施问答法的要点

（1）正确对待婴幼儿的提问。

（2）问题的开放性与答案的多样性。

（3）帮助婴幼儿提出问题。

（三）讲述法

讲述法，是指教养人通过一定的媒介采用口头传授的方法来开展早期教育活动。

1. 讲述法的常见媒介

（1）以儿歌为媒介。

（2）以谜语为媒介。

（3）以小故事为媒介。

2. 实施讲述法的要点

（1）讲述方式不能是课堂教学模式。

（2）讲述者的语言要生动、形象、逼真，富有感染力。

（3）配合恰当的讲述手段。

（4）不能限制婴幼儿听的状态。

（5）恰当鼓励婴幼儿自己讲述。

（四）操作法

操作法，指教养人引导婴幼儿按照一定的规范和要领，反复地完成一定动作或活动，以形成技能、技巧或行为方式的方法。动作技能的操作练习如坐、爬、走、跑、跳，行为习惯的操作练习如卫生习惯、礼貌习惯。应做到以下三点：

（1）教养人要耐心，不轻易放弃。

（2）操作练习强度适中。

（3）采用积极强化手段。

四、重视婴幼儿四方面的培养

1. 动作的训练

（1）发展大动作。保证婴幼儿每天有一定的户外活动时间，循序渐进地发展婴幼儿的坐、爬、站、走、平衡等大动作。

（2）发展精细动作。提供机会，让婴幼儿操作适宜的材料，发展婴幼儿的精细动作。

（3）重视体格锻炼。利用阳光、空气、水等自然因素，选择空气新鲜的绿化场所，开展适合不同发展阶段婴幼儿身心特点的户外游戏和体格锻炼，提高对自然环境的适应能力。

2. 语言的培养

（1）创设良好的语言环境，在生活活动中随时随地与婴幼儿多讲话，让婴幼儿感知和理解语言。

（2）注意成人正确的语言示范，坚持用普通话与婴幼儿交流，注意发音正确、语速适中、语词简洁。

（3）选择适合0～3岁婴幼儿的图书和有声读物，多给婴幼儿讲故事、念儿歌，经常一起阅读与交谈，发展婴幼儿的语言能力。

（4）丰富婴幼儿的生活内容，扩大婴幼儿的眼界，丰富婴幼儿的词汇，提高婴幼儿的语言表达能力。

3. 认知能力的培养

（1）布置适宜的视听环境，促进婴幼儿与环境的良好互动，发展婴幼儿的感知能力。

（2）提供丰富的可操作的材料和符合0～3岁婴幼儿年龄特点的玩具，经常和婴幼儿一起游戏，让婴幼儿运用多种感官、多种方式摆弄、操作物品，获得各种感性经验。

（3）鼓励婴幼儿观察周围事物，提供应答性的环境，正确对待婴幼儿的问题，满足婴幼儿的好奇心，支持其探索活动。

（4）提供自由表现的机会，鼓励婴幼儿用自己的方式大胆地表达自己的想法，培养婴幼儿的创造力。

4. 情感与社会性的培养

（1）引导婴幼儿倾听、感受轻柔、欢快的音乐，开展肢体律动等音乐游戏，经常与婴幼儿一起唱童谣、歌曲；鼓励婴幼儿大胆涂鸦，表达自己的情感。

（2）引导婴幼儿主动与人打招呼，鼓励婴幼儿多与同伴共同游戏、积极交往，引导婴幼儿理解基本的社会行为规则，让婴幼儿感受交往的愉悦，发展婴幼儿的社会交往能力。

（3）鼓励婴幼儿自己动手，学习吃饭、穿脱简单的衣裤和鞋袜、整理玩具，培养婴幼儿力所能及的生活自理能力，为适应幼儿园的集体生活打下良好的基础。

（4）引导婴幼儿参加各种活动，适应集体环境，让婴幼儿体验与他人共同生活的乐趣。

第三节　0～3岁婴幼儿教养活动环境的创设

婴幼儿成熟阶段不同，表现出不同的特征，对环境的兴趣和需求也不同，因此0～3岁婴幼儿教养活动要取得实效性，建立科学的作息时间，创设安全舒适的环境、提供安全适合的教、玩具就显得尤为重要。

一、建立科学的作息时间

0～3岁的婴幼儿正处在秩序发展的敏感期，建立合理、科学的作息时间安排，有助于婴幼儿建立稳定的生活规则和秩序意识，也有利于尽快地帮助婴幼儿摆脱自我中心，逐渐形成、发展婴幼儿的社会性。作息时间安排对婴幼儿发展的重要性是有前提的，那就是它的科学合理性。主要依据是：

（1）依据婴幼儿年龄特点和生理、心理特点来制定。以松散、低结构活动为主，将生活活动、游戏活动、身体锻炼、学习活动融合在其中。

（2）根据季节变化与天气实际情况进行调整。

（3）根据课程设置制定作息时间。

（4）根据幼儿年龄和体质，规定进餐、睡眠、上课和户外活动时间。

（5）一日活动安排注意动静交替、智力和体力活动交替、室内外活动交替、有组织活动和自由活动交替。

（6）照顾家长工作的需要，酌情制定幼儿入园、离园、休息时间。

二、创设安全舒适的环境

（一）创设顺应天性、教养融合的生活环境

婴幼儿的生活主要包括盥洗、睡眠、用餐三大内容，生活的质量影响着他们成长的质量。为婴幼儿创设教育与养育相融合的顺应其发展规律的生活环境，有助于他们习得自理生活的技能，养成良好的生活习惯，促使身心的发展。因此对婴幼儿来说，生活就是学习，而且是学习的第一领域，其过程比结果更为重要。适宜的生活环境包括盥洗环境、睡眠环境、用餐环境三类。

1. 盥洗环境

盥洗室是婴幼儿每天使用频率较高的环境。婴幼儿因为年龄小、生活经验缺乏、动作协调性差、活动和思维的独立性还很弱，因此盥洗室环境创设的适宜性就显得尤为重要。如何为婴幼儿创设一个方便、安全、卫生、舒适的盥洗环境？

（1）洗手池的高低应合适，不让水打湿婴幼儿的衣服。

（2）提供色彩鲜艳的肥皂、洗手液，以吸引婴幼儿洗手。

（3）提供擦手毛巾，并配上清晰的标示，帮助婴幼儿分清干净与用过的毛巾。

（4）可以安装不同开启方式的水龙头，从而鼓励婴幼儿在生活中探索，提高洗手的兴趣。

（5）男孩便池高低要合适，如果便池过高可以安装脚垫。

（6）蹲式便池旁要有扶手柄，使婴幼儿有安全感。

（7）便池间应有隔离栏，因为小年龄孩子不会目测距离，常常挤在一起，既不安全又不卫生。

（8）应备有坐便器，小年龄孩子大便需要一定的时间，坐式便器能给予他们安全感。厕所里应备有卫生纸。

（9）厕所的墙面上有如何整理衣裤的示意图。

（10）安装各种尺寸的镜子，让婴幼儿能时常照照镜子。如果有条件还可以安装1～2面凹凸镜，以增加神秘感和趣味性。

在成人眼中最不起眼的盥洗室，在婴幼儿的眼里可能就是个游戏场，会激发他们调动自己的全部感官，来尝试、吸收所接触的事物和经验。因此，当婴幼儿身上涌现出形形色色的富有个性的现象时，成人应珍视婴幼儿这种探索尝试的热情，不急躁、不指责、不强制纠正，抱着宽容、理解、接纳的心态，对婴幼儿的行为及时剖析、反思，创设条件，提供环境，让婴幼儿这些“觉得好奇”的情绪化为切实的、积极的心智活动，因为婴幼儿就是这样在与环境的互动中成长的。

2. 睡眠环境

睡眠为一种生理行为过程，是婴幼儿一种本能的行为，是生长发育过程中重要的内容。婴幼儿在睡眠中恢复精力，重新储存能量和物质，分泌生长激素，促进大脑发育，因此，睡眠对于婴幼儿成长至关重要，创设安全、宽松、舒适的睡眠环境就显得尤为重要。

（1）托班活动室可和卧室合为一室。也可在活动室内安置几张小床，以满足个别婴幼儿上午小睡的需要。

（2）卧室应空气流通，温度适宜，光线不要太亮，宜使用深色的窗帘。

（3）床位摆放应宽松，便于教师巡视。被褥厚薄适当，小枕头不能太高。

（4）安排婴幼儿放置衣物的指定柜子要做好明显的标示，有利于良好习惯的养成。

（5）播放轻柔优美的背景音乐，培养安静入睡的习惯。

（6）安置紫外线灯管，便于消毒。

（7）准备小痰盂、小拖鞋，以备婴幼儿午睡时大小便使用。

（8）准备一个玩具角，提供一些安静的玩具，让先醒的婴幼儿可以先起来玩。

婴幼儿情绪脆弱，十分依恋父母，依恋熟悉的环境。婴幼儿从家庭走向幼儿园，开始独立面对陌生的环境和陌生人的时候，无疑对他们是一个巨大的转折，因此幼儿园一定要为他们创设一个愉悦、温馨的家庭式睡眠环境。如将婴幼儿的依恋物、家庭的小照片摆放在卧室里，从情感上赢得婴幼儿的信任与亲近，并通过有效的途径让每个婴幼儿体验共同生活的乐趣，保证婴幼儿身心健康发展。

3. 用餐环境

婴幼儿的用餐环境除了卫生、舒适外，还要注重童趣。

（1）创设有趣的用餐环境。年幼的孩子对生活的理解充满着好奇，他们期待着每个环节出现奇迹，虽然他们会对米饭或者面点作出排斥，但是对充满着刺激的环境他们都有尝试的强烈愿望。

（2）提供适合婴幼儿的餐具。婴幼儿不像成人那样成熟，因此他们的世界在想象空间上就变得很大，他们喜欢与他们的朋友、同龄人以及长辈在同一视线水平上交流。所以，创设一种适合婴幼儿大小的环境很重要。著名儿童教育研究者蒙台梭利发现，婴幼儿为了能够发挥他们最大的能力，需要适合他们大小的材料。婴幼儿用一个儿童调羹把食物从碗里送进自己的嘴巴里，要比用一个日常使用的大调羹会更准确；用一个平时在甜点屋里才用的双耳碗吃饭，要比用一只普通的圆饭碗吃得更带劲。他们喜欢适合他们身材大小的环境，他们可以在这样的环境里控制自己的世界。

（3）创设变化的用餐环境。对婴幼儿的各种需求做出积极的反应并去回应他，会给婴幼儿创造一个安全的心理环境，这个环境会使他得到健全的发展。为婴幼儿提供富有营养的食物是重要的，但创设不断变化的用餐环境，能够让婴幼儿有一个好的情绪，享受用餐的惬意。

（二）创设刺激多样、支持其发展的游戏环境

生命的基本表现就是活动，而婴幼儿的活动就是玩耍。刚出生不久的婴儿喜欢看自己的手，这就是在玩耍，玩耍的水平会随着身体位移范围的扩大、外界刺激的丰富而不断提高。在这个过程他们发展了感官能力，促进了全身动作的发展，刺激了智能的开发，培养了健康的情绪。因此，对婴幼儿来说，玩耍同样也是学习，而且是顺应其天性的学习。为此，创设刺激丰富、支持其发展的游戏环境非常重要。

1. 活动室

活动室是托班婴幼儿主要的生活、游戏（学习）场所。托班的作息时间主要以板块式呈现，婴幼儿每天有很大一块时间是室内活动，他们在活动中获得生活的常识，学习操作的技能，积累人际交往的经验，活动室环境的布置将直接影响婴幼儿的发展。

地面：有让孩子练习行走的标示线，和让孩子学习等待的小脚印标示图。

墙面：每个活动室都有四面墙，如何利用这四面墙，使它们在婴幼儿的活动中成为游戏的桌面、学习的版面、生活的场面呢？

（1）墙面布置的大小。根据婴幼儿的生理特点，2～3岁的婴幼儿身高在100厘米左右，喜欢坐着或跪着在地上玩耍。因此墙面布置的高低应以婴幼儿跪蹲或坐着时双手能方便地在墙面上活动为宜。

（2）墙面布置的内容。墙面布置的内容必须是婴幼儿能与之互动的、游戏的，更重要的是婴幼儿能从中得到愉悦、得到学习、得到发展的。如可以结合生活技能的学习、结合社会情感的宣泄和推动认知的发展等。

（3）墙面布置的更换时间。婴幼儿的兴趣是广泛的，但他们对某一事物的兴趣持续性是短暂的。实践中我们了解到，从一个新的墙面布置内容到这个墙面内容的更换，一般周期在2～3周。喜欢重复是这个年龄段婴幼儿的显著特点，墙面布置的更换不宜过频，因为熟悉的环境使婴幼儿有安全感、亲切感。顺应婴幼儿的兴趣是墙面更换的重要原则，根据婴幼儿对墙面布置内容的兴趣决定更换的时间长短。采用小步递进的方式，满足不同个体的发展需求。布置的内容不断扩充，逐渐变化，有机衔接。

婴幼儿在幼儿园学习、游戏的主要空间是活动区域。活动区域环境的创设对婴幼儿如何学习和如何游戏具有重要的影响作用，所以为婴幼儿设计活动区环境的一个目标就是让婴幼儿喜欢在那里玩耍。为了达到这样的效果，教师必须仔细考虑布局、材料的提供、物品的放置以及保教人员的分工，因为这些都将直接影响婴幼儿的学习行为和游戏行为。

2. 运动区

运动区可以促进婴幼儿自我意识、健康心理、感知运动能力、社会性的发展。可以分为室外运动区和室内运动区两种。

（1）室外运动区。室外运动区包括地面、柔软的草地、玩沙和水的设施、塑胶场地、小山坡、私密小空间（小房子、小通道）和休息区域等。材料包括滑梯、小车、小球、沙水玩具、平衡木、跷跷板、摇马、投掷物等。

（2）室内运动区。包括用跳、钻、拉、荡、绕、障碍走的足够的空间和相关的设备与材料，如小滑梯、小攀登架、摇船、小汽车、吊床、软垫、可以钻爬的箱子、小的台阶、拖拉玩具等可以促进婴幼儿小肌肉发育和感知能力、探索能力的发展。

3. 操作区

提供可以用手探索的各种材料，如拼图（3～4块）、大串珠、套筒、木榔头敲打物、纽扣、打结绳、线团、橡皮泥、图形分类器、建构材料等；用来分类摆放的容器，如各种大小的盒子、贴有标示具体物件的桶、可以开关的抽屉。

4. 艺术区

艺术区可以促进婴幼儿感知觉的发展和艺术潜质的挖掘。艺术区提供各项具体的艺术活动所需的材料和设施，如音乐领域可提供小的立体背景、头饰、打击乐器，美术领域可提供画册、涂鸦的工具、粘贴的材料、玩颜色的材料、工作服等。还可配有电视机、洗手槽等设施。

5. 阅读区

阅读区可以促进婴幼儿感知觉、语言表达能力、社会性情感及表演能力的发展。阅读区必须是一个相对受保护、安静的地方，可以布置布头书、木头书、塑料书、立体书、声音书等各种不同类型的图书，还可布置一些玩偶、长毛绒动物玩具、头饰等。软的坐垫、卡通的枕头、家庭式的沙发、一块小的地毯会使阅读区变得温馨、舒适和吸引人。

6. 想象装扮区

想象装扮区可以促进婴幼儿社会性情感、交际能力、想象力、创造力的发展。基本材料包括家庭用品，如厨房用品、洗涤用品、仿真的食品、简易家具、娃娃等，还可配备一些其他材料，如镜子、汽车方向盘、医生的器械等。增加一些额外的东西可能引发婴幼儿更多种类的想象。婴幼儿是通过他们的感觉和身体活动来了解由人和物体所构成的世界的。所以，一个支持探索、游戏和学习的环境是很重要的。在活动室里提供一个温暖的像家一样的环境来满足婴幼儿的情感需要和社会性需要是十分必要的，一个个小的活动区域，可以用于满足婴幼儿积极探索的需要，也可以满足婴幼儿对一日活动保持平衡的需要。婴幼儿的成长需要成人和儿童交往的空间，需要把家庭环境和早期教育环境联系起来的空间。

三、提供安全适合的教、玩具

实践中我们发现，材料对不同成熟阶段的婴幼儿有着不同的影响，如材料的特点、材料的数量、材料的摆放，只有提供适宜的、符合婴幼儿年龄特点的材料，才能真正发挥材料应有的作用，才能助推婴幼儿的发展。

（一）材料的生活性

由于受到生理条件的限制，婴幼儿只能接受感性知识和直接经验，只有通过身体和感官同时作用或相继作用某一感兴趣的事物，才有可能对该事物的特征产生感受和理解。婴幼儿年龄越小，其学习与生活越是融为一体，学习就是生活。因此在机构教养中要相当重视在生活中寻找婴幼儿学习操作的材料。

3岁前儿童经验的积累是幼儿从周围世界获取什么决定的，婴幼儿的学习有其自身的特点，成人对婴幼儿的早期教育要通过创设适宜其需要的丰富的环境来进行。这个时期的婴幼儿喜欢具体、形象、生动的事物，并经自身的眼、鼻、口、耳、触觉等，以动作和探索为途径来获得对事物的认知、经验的积累。婴幼儿在对实物做出行动的过程中，视觉和触觉的形象在其头脑中形成对实物的统一表象，从而根据其不同层次来对单独的物体表象或物体的某些比较稳定的主要特征来概括。婴幼儿的生活用品作为真实物选择的主要来源，主要表现在下列几个方面。

（1）吃。食物：水果、豆类、米、饼干。餐具：锅、碗、瓢、盆、勺子。

（2）穿。服装类：衣裤（包括成人的）、袜子、围巾。饰品、用具：发夹、卷发器、橡皮筋、木梳、镜子、眼镜。

（3）用。宝宝的：饼干桶、奶粉桶、酸奶瓶、毛巾等。成人的：饮料瓶、洗头膏、沐浴露、有特色的喷头瓶子、眼药水瓶子、塑料盆、餐巾纸、卷筒纸、彩色纸等。

（二）分阶段提供教、玩具

在选择教、玩具时，要注意它的教育性和保育性，符合婴幼儿的年龄特点，以利于培养婴幼儿的各种能力。教、玩具的形象要美观，色彩协调，使用轻便，经济实用，同时要符合卫生、安全要求，便于洗晒、消毒，并且要分年龄阶段提供。

（1）0～3个月婴儿。

出生不久的婴儿十分乐于学习和探索周围的世界，他们的探索活动逐渐从偶然的发现发展到有意识的活动。他们的感觉能力得到进一步发展：眼睛调节功能增强，能看清较远和较近的物体；耳朵的灵敏度有了提高；被成人抱起时头部从稍微竖起到转动自如；见到爱他的妈妈和有趣的东西，他还会偷笑。

玩具选择要点：造型优美、色彩鲜艳、有利于促进婴幼儿视觉及视听协调发展的玩具。

推荐玩具：音乐旋转玩具或音乐拉响玩具，会发出悦耳声音的花铃棒、拨浪鼓，在婴儿床上方悬挂的形象各异的小娃娃或小动物等。

（2）4～6个月婴儿。

这个年龄段的婴儿已经掌握了很多的技能，感知能力进一步加强，双手功能有了提高，手里拿到东西就会抓住不放，躺在床上也开始“不老实”，自己会翻身，活动范围逐渐扩大；听到大人讲话，会发出“嗯”“啊”的声音，开始认生。玩具选择要点：能发声、运动、质感不同的玩具，帮助婴幼儿提高身体协调能力；有利于发展幼儿感知能力、锻炼婴幼儿小手的抓握能力的玩具；有利于发展婴幼儿身体动作（翻身、俯卧、抬头、支撑胸部）的玩具。

推荐玩具：各种摇铃、床铃、会响的橡胶玩具。

（3）7～9个月婴儿。

发展为婴儿提供了全新的世界，这个年龄段的婴儿能够依靠自己坐起来、能灵活地爬行，也许还能够站起来。他们看见熟人会把手伸出来要人抱，喜欢和大人“躲猫猫”。

玩具选择要点：有利于培养婴儿认知能力的玩具；经得起婴幼儿甩、敲的玩具；帮助婴幼儿练习坐和爬行的玩具。

推荐玩具：不倒翁、充气小帆船、球类、宝宝车等。

（4）10～12个月婴儿。

12个月的婴儿已会站立，迈开脚步要学走路，小手喜欢抠洞洞，会认五官，会叫爸爸妈妈，看见客人挥手，这个年龄段的婴幼儿不仅认识常见的人和物，对自己感兴趣的东西能有较长时间的观察，也会用手势和声音对观察到的事物表示不同的反应，会模仿观察到的某些动作和声音，开始用面部表情、手势等和成人交往，希望更多地与别人交流。

玩具选择要点：有利于促进婴儿语言、认识能力、动手能力的发展的玩具；有利于促进婴儿站立和行走的多功能玩具。动态玩具、学步车等都能锻炼婴儿的认知和行动。

推荐玩具：动物玩具、汽车、电话、小推车。

（5）1～2岁幼儿。

这个年龄段的幼儿手指灵活性有了很大的提高，也有了自己的思想，能够根据所看到和所听到的东西进行判断。家长可以给婴幼儿提供一些能够发展思维能力的玩具，让幼儿多动脑，在玩的过程中总结经验，形成自己的概念。

玩具选择要点：可以选择一些发展感知觉和认识能力的玩具、促进动作发展的玩具、训练手部精细动作的玩具、促进语言和认知能力的玩具以及训练思维和动手能力的玩具。

推荐玩具：套环、套筒、串珠类；能拼搭的积木类；拖拉玩具、图画书类。

（6）2～3岁幼儿。

2岁左右的幼儿已经有了自我意识，很多事情喜欢自己动手去做、去探索。在这个年龄段幼儿由“玩具陪我”进入到“我玩玩具”，简单的玩具已经不能满足他们的需要了，家长可以给幼儿提供一些稍微复杂、能启发他们主动性和创造性的玩具，因此玩具选择上以能发声、发光、耐摔，且要富有创造性为主要要求。

玩具选择要点：积木拼插玩具、早期启蒙教具玩具都适用。任何能动的和能激发幼儿跑、追、摇、扑上去、跳起来的玩具，都可以很好地发挥幼儿的主动性。

第四节　0～3岁婴幼儿教养活动的计划与记录

教师在制订计划之前，要作一些调查、访谈等，从各方面了解婴幼儿的情况。开学后也不要急于制订计划，而应先对本班婴幼儿进行一段时间的观察（1个月左右），然后对收集到的信息进行较全面、详细的分析，分析情况时不能只看到婴幼儿的问题而看不到长处。

一、班级计划

班级计划是教师依据国家规定的幼儿园课程标准，结合本班婴幼儿的具体情况，制订的学期教养工作计划及需要完成的教任务。现行的班级计划承担了以前的学期计划和月计划的功能。作为班级计划，它应体现班级婴幼儿的现状、婴幼儿的发展目标及实施重点。因此建议班级计划有情况分析、学期目标、月保教工作重点提示三方面的要素。以下重点阐述班级情况分析，主要分为概况、班级特点及主要表现分析、家长情况。

（一）概况

第一学期和第二学期是有区别的，在第一学期概况中，应反映本班婴幼儿的年龄、人数、男女比例、是否有集体生活经验及领养情况等；在第二学期概况中，应主要反映变化了的情况。如婴幼儿年龄的变化、人数的变化、保教人员的变化、环境的变化及家庭的变化等。例如：

第一学期：本班有2岁半至3岁的幼儿20名，其中男孩11名，女孩9名，男孩略多于女孩。有12名幼儿超过33个月，8名幼儿未满33个月，其中1名幼儿未满30个月。6名幼儿有托儿所集体生活的经验，9名在家由祖父母抚养，5名在家由保姆看管。所有的孩子都没有长时间离家的体验。

第二学期：本班共有幼儿16名，经过了上半学期的集体生活，大部分幼儿已经完全适应了，并且还学会了简单的生活自理技能，如穿衣、穿袜、穿鞋、吃饭、盥洗等。通过幼儿园丰富多彩的各种活动，孩子们各方面的能力也或多或少有了相应的提高。

在本案例中，与第一学期相比，幼儿的人数发生了变化，由20人变为16人，而家庭环境、保教人员及班级的硬环境没有发生明显的变化。因此，教师没有再赘述，而是将幼儿显著进步的方面加以简单描述。

（二）班级特点及主要表现分析

包括优势表现和薄弱因素分析，主要反映出婴幼儿的身体健康状况、生活能力状况、适应集体状况，以及语言、动作、认知等发展状况。教师的分析要既简明扼要，又比较到位，能反映出婴幼儿当前的发展水平。

1. 优势表现

（1）大部分孩子愿意开口和老师说话，并且都能听懂老师的普通话。

（2）多数女孩愿意自己动手试着穿脱衣服和鞋子。

（3）对幼儿园里的玩具及活动环境有较大的新鲜感和好奇心，在老师的鼓励下乐意参加活动，能够安静下来听老师讲故事。

（4）对音乐活动特别感兴趣，很愿意跟着老师一起唱唱跳跳。

2. 薄弱因素分析

（1）班级的孩子较多，因此孩子易患感冒、咳嗽。

（2）孩子们以前从来没有长时间离开家，所以都不愿到幼儿园里来，分离焦虑比较严重。

个别婴幼儿情况可简单描述主要表现及其成因。如：

（1）文文、元元和月月经常随意离开集体，因为他们从来没集体生活的经验，在家是大人听他们的，跟着他们，所以不知道要跟着老师。因此老师要经常把他们带在身边一起活动，使他们愿意跟着集体。

（2）博博、亦亦、泉泉任何事情都不愿意自己动手做。因为家里成人包办代替过多，特别是泉泉，他是年龄最小的孩子，依赖已成习惯。所以对这些孩子要经常鼓励，有一点点进步就进行表扬，增加他们自己动手的积极性。

（3）博博会说的话少，而且不愿开口。由于在家中由保姆看管，与成人之间的交流太少，让他和能力较强的孩子坐在一起，创造与同伴交流的机会，在游戏活动中，老师多和他一起，使他有开口说话的愿望。

（三）家长情况

家长情况可反映本班婴幼儿家长的一些基本情况、主要教养观念、教养方式及需要加强家园合作的工作等。在第一学期，这一部分内容可主要描述家长的基本情况、观念、教养方式。在第二学期，这一部分内容可主要描述需要加强家园合作的工作，其他没变化的内容可省略。如：

本班孩子家长的学历普遍很高，20对父母40个人中，37名是大学本科以上学历，有的还拥有硕士和博士学位。大部分家长在各大公司和企业内担任高级行政职务和技术职务，因此他们很在意孩子在幼儿园学到些什么。大多数孩子的家庭是三口之家，但是祖父母会经常同住一段时间。由于孩子大多是家中的独生子女，家长们对宝宝都是宠爱有加，包办代替过多，造成孩子依赖性较强。

计划要讲究实效，体现它真正的价值。由于教师的经验水平有差异，可以采用不同的计划样式，不必强求统一；由于计划实施对象的年龄有差异，教养特点有差异，也不必强求统一的样式。

二、周、日计划

周、日计划如表6－1所示。

表6－1 周、日计划（第 周）

日期： 月 日— 月 日

<table>
<tr><th colspan="3">内容</th><th>周一</th><th>周二</th><th>周三</th><th>周四</th><th>周五</th><th>环境与材料</th></tr>
<tr><td rowspan="2">生活</td><td colspan="2">要求</td><td colspan="5">愿意接受教师的帮助，与同伴一起吃饭、睡觉。</td><td rowspan="6">（一）教室墙面
1.“我们是朋友”张贴教师、小朋友的照片，引起婴幼儿对新集体成员的关注。
2.“秋天到了”（季节）用小朋友的衣着来反映季节的天气变化（根据婴幼儿的衣着变化，变换墙面上小朋友的衣服），逐渐变换发黄的树叶。
（二）操作材料
1.撤掉娃娃角的小勺子，防止孩子经常放在嘴里。
2.增加奶瓶，以满足婴幼儿喂娃娃的需求。</td></tr>
<tr><td colspan="2">内容与措施</td><td colspan="5">1.提供2～3种可选择的菜肴。
2.安排婴幼儿比较依恋的教师照顾其生活。
3.用小糖果鼓励、表扬能学着自理和愿意接受帮助的婴幼儿。</td></tr>
<tr><td rowspan="2">运动</td><td colspan="2">要求</td><td colspan="5">愿意和教师、同伴一起到户外去运动。</td></tr>
<tr><td colspan="2">内容与措施（分散、集中）</td><td colspan="5">1.带婴幼儿到草地上看一看、玩一玩、摸一摸、说一说。
2.小型运动器械。
3.各种拖拉玩具。（自主挑选玩具拖拉。增加玩具娃娃、玩具小动物等辅助用品，增加拖拉兴趣）</td></tr>
<tr><td rowspan="2">游戏与学习</td><td rowspan="2">活动区</td><td>每日重点观察</td><td>生活区开开关关</td><td>娃娃区抱抱喂喂</td><td>阅读区看动画片</td><td>感知区敲敲打打</td><td>美工区涂涂撕撕</td></tr>
<tr><td>观察要点</td><td colspan="5">1.婴幼儿最喜欢哪些活动？
2.对新增设的材料是否有兴趣？
3.哪些婴幼儿目前还不愿意单独参加游戏？</td></tr>
</table>

续表

内容			周一	周二	周三	周四	周五	环境与材料
游戏与学习	集体活动的设计与观察	名称	电动玩具	吃糖果	听教师唱歌	做做玩玩：拧拧看	蹦蹦跳跳：放鞭炮	（三）生活环境 1. 各种透明漂亮的糖果盒，内放各种颜色的糖以刺激婴幼儿主动用语言与成人交往。 2. 在孩子可以拿到的地方放置面巾纸，方便孩子使用。
		活动设计	1. 观察婴幼儿如何玩，是否会独立玩。 2. 跟着电动小狗练习爬。	1. 用吃糖果的方法转移依恋情绪。 2. 用各种颜色的糖果与婴幼儿交谈。	婴幼儿情绪稳定时，老师唱歌，孩子拍手。 （1）两只老虎； （2）我是好宝宝。	练习拧的动作、发展手指和手腕的灵活性，促进手眼协调的准确性	1. 跟着音乐做操；2. 能听音乐做动作。	
		观察要点	爬时手脚是否协调。	有哪些孩子能应答？对颜色的认识程度如何？	婴幼儿喜欢听哪首歌曲？在听的过程中有哪些情绪反应？	孩子是否能根据老师的指令做，是否能独立操作。	孩子的情绪是否愉悦？是否会捂住小耳朵？是否能做动作？	
家长工作 个别婴幼儿工作 （提示）			1. 周一放学前，带家长参观专用活动室，请家长再介绍给孩子，以唤起孩子对集体生活的热爱。 2. 促进家长间的相互学习。请个别家长学习其他妈妈是用什么方法和孩子告别的，千万别再用偷偷溜走的办法。 3. 及时提醒 ×××、××× 小便时进厕所，不能随地大小便。					提醒家长周末收拾好物品，周一带齐孩子用品。
反思与调整			1. 生活角中的“开开关关”提供的抽屉，由于婴幼儿手的控制能力较弱，用力一拉，抽屉就掉下来，容易碰痛脚，这个材料暂时不能用，改为开关各种纸盒。 2. “吃糖果”这个集体活动，孩子感兴趣的是“吃”，一口吞进嘴里，根本不关心颜色。因此，只要能够用语言表示“谢谢”，或主动请求“我也要”即可。					下周添加沙锤，和孩子一起体验节奏和音乐的乐趣。

三、观察记录

可以采取表格或叙事形式记录。0 ～ 3 岁的婴幼儿，由于他们的语言能力和交往能力非常有限，成人只有通过对婴幼儿行为的观察和解读来了解和理解儿童，记录的目的不是去评价婴幼儿是否符合某一标准，而是为了教师能更好地理解婴幼儿，便于更深刻地反思和更有效地改进。由于记录的目的、内容、方式不同，我们可以把各种常用的观察记录归纳为这样几种类型：活动记录（见表 6－2、表 6－3）、专题记录（见表 6－4、表 6－5、表 6－6、表 6－7、表 6－8）、个案记录（见表 6－9、表 6－10）。每一种记录类型，又可以根据需要采用不同的方式进行记录。

表6－2是对全班婴幼儿主要发展情况的记录，从动作发展、语言发展和卫生习惯三个方面主要观察，记录的时间比较宽松——教师可在一段时间内留意婴幼儿的情况；记录的方法也比较宽泛——既可用符号表示，也可用文字注释，有需要的话，还可对个别婴幼儿的情况用整段文字进行描述。

表6－2　婴幼儿发展情况观察记录

时间：　月　日—　月　日

序号	姓名	动作发展						语言发展		卫生习惯	
		走（平稳）	跑（平地）	跳（向前）	攀爬	自抛	平衡（15厘米独木桥）	词	语句		
1	××										
	××										
个别婴幼儿情况											

表6－3　婴幼儿活动记录与分析

时间：　月　日

观察分析	调整内容材料
地点：活动区 背景：投放木板及海洋球的第一天几乎无人问津，今天是第二天，有宝宝进去游戏了。 实录： 好好：摆弄木板，两手托住木板晃动。 明明：用纸盒堆高，又推倒。（地上有一些小面巾纸盒） 好好：发现后，将两个小面巾纸盒堆起来，试图把木板也堆放上去。 老师：（稍加帮忙）“这像什么呀？” 好好：“像一座桥，这里还要放。”（指板的一端）说完后，在木板下方垫上了一个长方体的面巾纸盒，竖起放。随后再拿了一个同样的纸盒垫在木板的另一端下方。“高架！” 老师：“真的很像一座高架桥！” 宵宵：开始搭高架桥了。完成后拿了一只圆柱形罐子，沿着木板，用手拿着在上面开汽车。 俊豪：随手从身后拿出小球放在上面玩，用手推着球，使球滚动。 强强：拿来一个月饼罐子，将其竖起来放在木板上滚，用力一推。（笑） （玩了一段时间后） 好好：把两块木板连接起来铺在地上，把球放在上面作开车状，“这是马路。” 俊杰：将木板竖起来靠在墙上，并用纸盒挡住木板，不使木板倒下。	分析： 1. 在没有教师介绍或引导的情况下，一些新增的活动材料往往不能马上引起婴幼儿的兴趣，而需要一些时间。然而当同伴用这些材料活动时，就会引起他们的注意，甚至吸引他们一起参加。婴幼儿的活动具有一定的从众性，尤其喜欢和教师一起活动。 2. “马路”“高架”“开汽车”始终是一部分男孩的兴趣所向。在宝贝角中，虽然开始并不是有意识搭建这些，只是在摆弄木板、纸盒时偶发的。但是，搭好后的命名及教师的提问引发了他们的想象，然后逐步演化为一些有目的的建构。 3. 对于孩子而言，让他们的情绪得以满足的往往是游戏，如拿着罐子当车开，让罐子滚下去，而不是搭建本身。这就是他们的年龄特点。从玩具上讲，他们喜欢能动的；从现象上讲，他们喜欢变化的。 调整：投放大大小小的酸奶罐，以满足婴幼儿的假想行为。再投放一些纸板，以引发孩子与木板的比较，感受在上面滚动物体的不同感觉。

另外，以下这几份生活活动观察记录表在开学初使用较为适宜，作为教师对班级婴幼儿发展情况的了解，可为制订班级计划提供依据，为班级情况分析提供素材。

表 6－4　托班生活活动（午餐情况）的专题观察记录表

日期：　月　日—　月　日　　　　班级：

观察要点									
姓名	用餐坐姿			使用勺子			用餐的卫生习惯		
	姿势正确	提醒后正确	提醒后不正确	熟练使用	需要帮助	必须喂	自己吃	需要帮助	不吃
备注：根据婴幼儿的发展情况，调整每个阶段的观察要点。如试着用勺子吃饭；在成人的帮助下，能自己用勺子吃饭；能用勺子独立地吃完一份食物，并放好餐具。									

表 6－5　托班生活活动（如厕情况）专题观察记录表

日期：　月　日—　月　日　　　　班级：

观察要点									
姓名	在急需大小便时，×× 用动作或语言引起注意			在成人提醒下，×× 在固定地方大小便			×× 用语言主动表示需要大小便		
	用语言	用动作	都不会	会	偶尔会	不会	能	偶尔能	不能
备注：“ ×× ”为具体观察要点，即根据婴幼儿的发展情况可以有不同层次的观察点，如学习、学会、了解、知道、能等。									

表 6－6　托班生活活动（饮水情况）专题观察记录表

日期：　月　日—　月　日　　　　班级：

观察要点								
姓名	饮水习惯			饮水技能			饮水情况	
	有	无或不肯	提醒后肯	双手捧杯喝，不洒出很多水	自己拿杯子喝，并放回原处	自己倒水喝，并把杯子放回原处	饮水量	饮水频率

备注：
1. 饮水技能：☆达到要求，△基本达到，○未达到
2. 饮水习惯：用打“√”的方式记录
3. 饮水情况：用文字记录（饮水量：每次杯中的量为 1 杯、半杯、少量；饮水频率：大概多长时间喝一次）
4. 根据婴幼儿的发展情况，调整每个阶段的观察要点

表 6－7　托班生活活动（个别便溺在身情况）专题观察记录表

日期：　月　日　　　　班级：

姓名		动作、表情	处理情况	家园联系情况
小便	小便前			
	便溺后			
大便	大便前			
	便溺后			

表 6－8　托班生活活动（个别午睡情况）专题观察记录表

日期：　月　日

姓名：	与教师的配合	入睡前情绪表现	睡眠中的不良嗜好	家园联系情况
睡前				
睡后				

表 6－9 婴幼儿个案记录

日期： 记录者：

幼儿姓名	孙 ×× (嘉嘉)	性别	男	出生年月	
家庭住址					
家庭结构	核心家庭	经济情况		住房情况	
家庭成员	工作单位			职业	
父亲				调度	
母亲				厨师	
基本情况分析及原因	嘉嘉在班中属于小年龄孩子，对父母的依赖性较强，由于以前从未上过托儿所，因此显得自由散漫，想干什么就干什么。平时在家中有挑食习惯，有不少菜他是碰也不碰的。 嘉嘉性格开朗活泼、贪玩好动，活动能力较强，但在玩的过程中很容易与其他孩子发生矛盾，常和别人争抢玩具。				
教育总目标	稳定孩子情绪，逐步适应幼儿园集体生活，逐步改善孩子不良的饮食习惯（挑食），使其能够喜欢上幼儿园。				
教育阶段目标	第一阶段：稳定孩子情绪，愿意上幼儿园，不哭闹。				
	第二阶段：继续稳定孩子情绪，尝试自己进餐，不挑食。				
	第三阶段：改善饮食习惯，能愿意尝尝自己不太喜欢吃的菜。				
	第四阶段：巩固已有的进步。				

表 6－10 个案记录样表

近期主要教养内容					
婴幼儿表现	在园	在家	婴幼儿表现	在园	在家
卫生习惯			基本运动技能		
生活自理能力			学习兴趣与习惯		
接受成人的建议和提示			语言表达		
主动招呼熟悉的人			音乐表现		
爱护、整理玩具			美术表现		
老师的话					
家长的话					
特别事情的分享	在园		在家		

四、成长记录

成人把婴幼儿在成长过程中的特别事件、有意义的事件、趣事、小事等，用文字、照片、声像技术等方式记录下来，成为婴幼儿成长中值得回忆的片段或瞬间。成长记录记录了婴幼儿幸福童年的成长史，记录了爸爸妈妈对婴幼儿的爱，记录了可爱家庭给婴幼儿的温暖，将给婴幼儿和全家带来无限美好的回忆。

下面介绍几种成长记录的样式。

（一）宝宝成长记录册

记录的主要内容如下：

（1）足印。

（2）宝宝出生情况（姓名、性别、出生年月、出生时间、体重、生肖、出生医院等）。

（3）出生记录。

（4）家庭情况（祖父母、外祖父母、爸爸妈妈的姓名）。

（5）满月：照片、体重、身高。

（6）双满月：照片、体重、身高。

（7）100天：照片、体重、身高。

（8）1岁：照片、体重、身高、一年记事。

注：以后每年一页至6岁。

这种样式的成长记录采用了文字＋照片、以文字为主的形式，概况式地记录了宝宝成长初期的情况。其中，“出生记录”可以记录宝宝出生的全过程，很有纪念意义。

（二）宝贝日记

通过文字的方式直接叙述当天发生的一件小事情，也可以是父母当天对孩子成长的一些感想反思等。例：2020年8月13日，轩轩的奶奶生病，我在医院陪了一阵准备回家，轩轩脱口说，“妈妈，不要让奶奶自己在医院打针，我陪她。”全家听了好感动……；2020年12月25日，我打了轩轩，然后感觉不好就对轩轩说：“对不起，你能原谅妈妈吗？”轩轩抱着我说：“我不疼，没事了，妈妈你别担心。”我听了顿时眼圈红了……

（三）随录

用文字或相片、视频的方式随时记录自己觉得值得记录的过程。

（四）精彩瞬间

记录宝宝成长变化的瞬间，可以是第一次喊爸爸、第一次翻身、第一次走路等有纪念意义的事情，也可以是宝宝成长中的“哇时刻”。教师主要记录宝宝在托幼机构中生活、学习的表现及与其他宝宝的互动等。

（五）家园联系册

指老师和教养人之间关于孩子成长的互动和交流，及时沟通孩子的情况，便于双方的有效配合。

本章小结

本章主要介绍了 0 ～ 3 岁婴幼儿的保育工作、婴幼儿的教育、婴幼儿教养活动环境的创设、婴幼儿教养活动的计划与记录等主要内容。其中婴幼儿的保育主要从保育的重要性及保育工作的具体实施来阐述；婴幼儿教育主要从四个方面阐述：早期教养活动的特点、早期教养活动的内容、早期教养活动常用方法、重视婴幼儿四方面的培养；教养活动环境的创设从生活环境、游戏环境、操作材料等方面进行阐述；教养活动的计划与记录主要介绍了为婴幼儿的发展制订个别化的教养方案及成长档案。

同步练习

一、选择题

单选题

1. 0 ～ 3 岁婴幼儿教育活动也称为（　　）。

A. 早期教养活动　B. 早期托育活动　C. 教养活动　D. 早期活动

2. 让新生儿常听舒缓柔和的音乐声、玩具声和讲话声，常看会动的玩具和人脸等，适宜距离为（　　）。

A. 12 ～ 24 厘米　B. 15 ～ 30 厘米　C. 30 ～ 50 厘米　D. 1 米及以上

3. 6 ～ 18 个月的宝宝一天中睡眠时间应保持（　　）。

A. 20 小时左右　B. 15 ～ 18 小时　C. 只要他想睡就睡　D. 13 ～ 15 小时

多选题

1. 0 ～ 3 岁婴幼儿教育活动也称为“早期教养活动”，它包括哪些方面？（　　）

A. 动作发展教育　　B. 认知发展教育

C. 语言发展教育　　D. 情感与社会发展教育

2. 组织和实施 0～3 岁婴幼儿保育与教育的主要方法有（　　）。

A. 游戏法　　B. 问答法　　C. 讲述法　　D. 操作法

二、判断题

1. 婴幼儿体重标准测量公式：1～6 个月时体重（千克）= 出生体重（或 3 千克）+ 月龄 ×0.6（千克）；7～12 月体重（千克）= 出生体重（或 3 千克）+ 月龄 ×0.5（千克）；2～7 岁体重 = 年龄 ×2+8（千克）。（　　）

2. 大、小便习惯是人的正常需求，其培养不需要刻意为之，可以忽视。（　　）

3. 创设顺应天性、教养融合的生活环境包括盥洗环境、睡眠环境、用餐环境。（　　）

4. 班级计划是教师依据国家规定的幼儿园课程标准，结合本班婴幼儿的具体情况，制订的学期教养工作计划及需要完成的教养任务。（　　）

5. 成长记录就是记录孩子成长的过程，由家长记录就好。（　　）

三、简答题

1. 简要分析 10～12 个月的婴幼儿的特点，这个阶段的教玩具应该有哪些？为什么？

2. 请简单介绍一下婴幼儿的成长记录样式的种类。

3. 早期教养活动常用方法有哪些？

四、思考题

如果为 0～3 岁的婴幼儿创设活动室环境，你会怎么考虑？

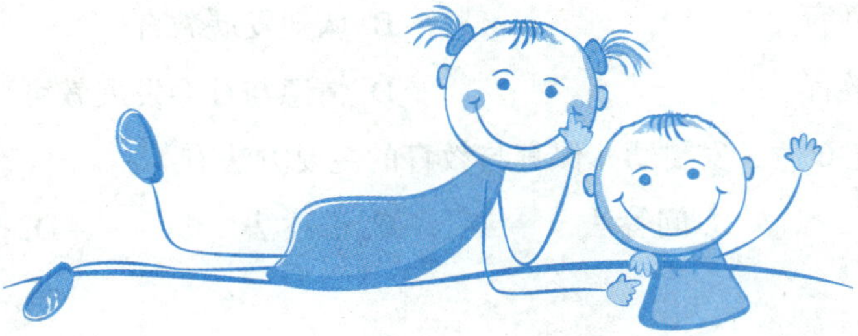

第七章　0～3岁婴幼儿家长的亲职教育

学习目标

知识目标

1. 了解亲职教育的概念与特点
2. 掌握亲职教育的内容

能力目标

能够为婴幼儿家长提供养育婴幼儿正确的意见与建议

情感目标

1. 知道亲职教育的重要性
2. 提升对婴幼儿保教事业的使命感与责任感

教学导入

晚上八点，小宝贝圆圆还在玩玩具，妈妈说：“睡觉时间到了，宝宝要睡觉了。”爸爸说：“新买的玩具，就再玩一会儿吧。”圆圆看着爸爸、妈妈，拿着玩具，既没有放下也没有去睡觉的意思。妈妈是一个严格的人，希望宝宝生活有规律，早睡早起，吃饭、睡觉都要按时。但爸爸认为宝宝饿了就要吃，困了就要睡，应该按照宝宝的需求，想干什么就干什么。为此他们常常在宝宝面前表达不同意见，有时为了坚持各自的观念还要争论一番。

问题：遇到这样的情形，你认为应怎么办？

第一节 亲职教育的内涵与特点

“亲职教育”对于一些父母来讲是一个陌生的概念，它是近年来国际上一门新兴的学科。从20世纪90年代起，国际社会对婴幼儿早期教育表现出空前的关注。联合国儿童基金会将早期婴幼儿综合发展项目列为优先领域，强调婴幼儿时期是最佳的人生开端，这一战略性工作需要以家庭为中心，以社会为基础，通过有效成本控制进行管理。

亲职教育就是为了成功教育婴幼儿，父母自己首先要接受的教育。当前，我国婴幼儿亲职教育中遇到了一些问题和困境，这些问题和困境得不到解决，势必会影响亲职教育的健康可持续发展。那么，通过什么路径可以有效地解决这些问题？首先就必须对亲职教育有个最基本的认识。

一、亲职教育的相关概念

（一）亲子教育

亲子教育是一种早期教育，是以爱护婴幼儿身心健康和开发潜能以及培养个性为目标，以不断提高新生人口的整体素质为宗旨的一种特殊形态的早期教育，主要包含健康教育、社会性教育、智能训练、情感教育、亲职教育等。亲子教育不同于一般意义上的“家庭教育”和“儿童教育”，它是一种特殊的、专业化程度很高的新型教育模式。亲子教育是依据“PATP”（Parents as Teacher and Parter）的教育理念，倡导父母和婴幼儿一起“亲子同乐”，进而促进和谐美满的家庭关系，强调父母与婴幼儿在情感沟通的基础上实现双向互动，以促进婴幼儿形成健康的人格，也使父母自身素质得到不断提高。同时认为“父母是婴幼儿早教中最重要的老师和玩伴”，在陪同婴幼儿的过程当中比较注重亲子间互动的质量，重在提高家人间的感情与责任。

在心理学中，亲子关系是指父母与子女之间的交往关系，它是人际关系中的最重要一环，是家庭中最重要、最基本的一种关系，也是婴幼儿人生中形成的第一种人际关系，具有不可替代性、持久性、不可选择性等特点。和谐的亲子关系对个体身心健康发展、人格形成有着重要影响。

（二）家庭教育

家庭教育是学校教育与社会教育的基础，是大教育的组成部分之一。家庭教育指的是在家庭生活中，由家长或长者对子女或其他年幼者实施的教育和影响。

联合国教科文组织提出 21 世纪青少年应该具备“四个学会”，即学会学习，学会生存，学会发展，学会与人相处，而“四个学会”的习得跟家庭教育联系紧密。著名心理专家郝滨老师曾说过：“家庭教育是人生整个教育的基础和起点。”确实，家庭教育是对人的一生影响最深的一种教育，它直接或者间接地影响着一个人人生目标的实现。家庭教育是终身教育，它开始于孩子出生之日（甚至可上溯到胎儿期），婴幼儿时期的家庭教育是“人之初”的教育，在人的一生中起着奠基的作用。

资料链接

孟母三迁

邹孟轲母，号孟母。其舍近墓。孟子之少也，嬉游为墓间之事。孟母曰：“此非吾所以居处子。”乃去，舍市旁，其嬉游为贾人炫卖之事。孟母又曰：“此非吾所以处吾子也。”复徙居学宫之旁。其嬉游乃设俎豆，揖让进退。孟母曰：“真可以处居子矣。”遂居。及孟子长，学六艺，卒成大儒之名。君子谓孟母善以渐化。

译文：孟子的母亲，世人称她孟母。孟子小时候，居住的地方离墓地很近，孟子学了些祭拜之类的事，玩起办理丧事的游戏。他的母亲说：“这个地方不适合孩子居住。”于是将家搬到集市旁，孟子学了些做买卖的东西。孟母又想：“这个地方还是不适合孩子居住。”又将家搬到学宫旁边。孟子学会了在朝廷上鞠躬行礼及进退的礼节。孟母说：“这才是孩子居住的地方。”就在这里定居下来了。等孟子长大成人后，学成六艺，获得大儒的名望，君子以为这都是孟母逐步教化的结果。

（资料来源：孟子题辞.）

二、亲职教育的内涵

（一）亲职教育的背景

随着社会经济的快速发展，家庭教育成为全世界都关注并共同研究的课题。社会发展需求的不断提高突显出现有家庭教育的种种不足。家庭教育常处于焦虑与矛盾之中，既想依恋传统又欲追新，如何处置，只有接受亲职教育。在家庭每一阶段，亲子关系面临的挑战不同，亲职教育水平要求亦不同，当今许多家庭教育的困惑迫切要求亲职教育的推行，真正从根本上提升家长的亲职教育素质，这也是当前我国推行素质教育中一个重要课题。同时，为人父母者都希望做一个合格的父母，培养健康出色的下一代，既满足个人与社会的需求，又有益于国家和个人的发展，在这样的背景下，亲职教育应运而生。

（二）亲职教育的概念

亲职教育，从字面意思可理解为："亲"指父母亲，"职"指职责，即父母亲的职责，英文称之为"父母教育"（Parent Education），但我们不能仅仅从字面意思来理解。亲职教育是为现在父母提供有关教养子女、为人父母的知识及技能，促使子女健康成长发展，使现在的父母亲能成功扮演父母的角色，做一个有效能的父母。

我国台湾大学曾嫦嫦所著的《亲职教育》一书指出，亲职教育是从家庭教育演变而来的新概念，在我国是一个新兴的教育领域，是父母及其带养人通过系统的学习，了解育儿资讯、掌握养育方法，进而更快地成为合格称职的好家长的专门化教育。

三、亲职教育与家庭教育的比较

亲职教育与家庭教育的概念容易混淆，分析两者之间的区别与联系虽然繁复，但对于明确亲职教育的定义不无益处。亲职教育不等同于家庭教育，两者既有共同之处，也有不同之处。在此，我们可以通过两个表格对照两者之间的异同，主要内容详见表 7－1、表 7－2。

表 7－1　亲职教育与家庭教育共同之处

教育体制	二者均不属于正规教育，都是非正规的教育
教育内容	二者均系实际生活的需要，使教育与生活打成一片，此种教育针对生活而发，也以此生活印证教育
教育目标	二者都是促进孩童着眼于为人之道、处世之术以及做事之方的习得。为人之道，首在诚实不欺、心平气和及勤俭刻苦；处世之术，首先平凡、平淡及平实；做事之方，首在忍耐、负责及气度
教育功能	二者对个人一生的前途有决定性的作用，对社会的进步繁荣有深远的影响，与国家的长治久安有密切的关联
教育使命	二者致力于培养家庭中的好孩子，使其成为社会上的好公民，负起齐家报国的责任

表 7-2 亲职教育与家庭教育的区别

类型	亲职教育	家庭教育
教育对象	以父母或者其他监护人为主要对象	以未成年子女为主要对象
教育重心	以孩童为中心，父母施教育宜顾及孩童的生活需要及困难	以父母为中心，父母以成人眼光、期望来施教
教育原理	注重亲情的交融与内心的感动	注重伦理的启迪与精神的感召
教育模式	采取辅导的方式，注重鼓励与引导	采用训导的方式，注重训诲与管理
教育气氛	强调民主，但不流于放任态度	偏重权威，而易趋于严格管教
教育方法	运用多重角色，通过亲情交流，试图使父母与子女之间，彼此沟通和了解，减除代沟的存在	利用身教和管教交互作用，企盼使子女依父母单一标准的价值行事

从上述所罗列共同特征的要项与析出不同的要点来看，亲职教育来源于家庭教育，是家庭教育的内涵，也是其精神支柱，进一步说，亲职教育是家庭教育的精髓，也是其内在基础，二者有着密切的关系。由此可知，贯彻亲职教育的推行人门能加强与推动家庭教育的改进，是发展家庭教育根本的正途。因此，亲职教育可以说是一种新型的家庭教育，即是现代家庭的新观念与学理。这意味着父母在教养子女观念上、态度上与方法上要有革新，并不是说它有新的教育目标与内容，脱离了家庭教育，而是它加重父母教养子女的职责，使父母亲认识到父母多元角色的教育功能。明确指出父母教育子女的根基，在于亲情流露的至诚指导，而不在于伦理常规的训诫管理。这完全是一种发乎情、出于爱、导之以理、化之以礼，既符合民主原则又配合辅导原理而施行的现代家庭教育。

四、亲职教育的特点

（一）亲职教育的对象是法定的未成年人的监护人

家庭作为未成年人保护的责任体，具有重要的、特殊的作用，监护人是否认真履行其职责，其水平高低，直接关系到未成年人的权益能否得到有效保护，影响家庭教育的效果，也关系到为国家和社会培养什么样的人，有利于其明确和履行法定职责和义务。

（二）亲职教育是一种成人教育

亲职教育与家庭教育的区别在于，家庭教育是以未成年子女为主要对象，家中的成年人对孩子进行教育，家庭教育更多的是指导家长如何教育孩子；而亲职教育是以父母或者其他监护人为主要对象，以提高其自身教育素质、改善其教育行为为直接目标，以此保障和促进未成年人健康成长，让父母亲能成功扮演父母的角色，做一个有效能的父母。也可以说亲职教育是实施家庭教育的基础、前提和必要条件。正是这些特点，决定了亲职教育是一种自我导向的学习，即成人学习者在多数情况下视自己情况而定选择学习内容、制订学习计划并采用自己喜欢的学习方式学习。组织者的作用是在保障基本、基础学习的前提下，更多地创造可供选择的条件和内容，帮助成人学习者掌握自学的方法，给予他们自主权和选择的机会，这也是家庭教育“有法而无定法”的特点决定的。

（三）重视培训，强调沟通

亲职教育主要采用专家讲座、专家咨询等对家长进行培训，早期教育机构则通过家访、电访、园刊、家园联系栏等方式，保证家长与教师、家庭与幼儿园之间互相的交流、沟通、合作和互相配合，使家长从理论上明确一个合格的、称职的、成功的父母应该做什么、怎么去做。亲职教育内容的设定通常都经过家长调查，都是家长在育儿方面遇到的共性问题，如婴幼儿学习、卫生保健、行为习惯的养成教育等方面的内容，涉及面较广，有一定的针对性和权威性。如在教师的要求下，家庭中家长与婴幼儿一起收集资料、提供材料、设计卡片、装饰教室、布置活动区域等。通过此类活动既能根据实际需要又能突出重点的沟通、合作，指导家庭教育，逐步转变家长的观念，使家长在教育理念上与幼儿园取得共识，协同进行教育。这样有利于系统地宣传婴幼儿教育和家庭教育的重要性，提高家长的教育责任感。

（四）突出家长参与，实现亲职活动

亲职教育的互动可分为两种：一种是家园互动，一般通过家长会、家长沙龙、家委会等形式，家长与幼儿园共商教育策略，共同交流，探讨子女教育的良方；另一种是家庭亲子互动，是以婴幼儿要求为主，或家长自发的家庭亲子游戏。

亲职教育以利用家长教育资源为出发点，邀请家长积极参与到教育活动中来，让家长发挥“特长”当助教，比如给婴幼儿上课、讲故事；也可结合主题教育活动，邀请家长与婴幼儿共同利用假日，寻找资料，丰富知识；还可以结合节日教育活动，邀请家长来园与婴幼儿一起游戏，如图 7－1 所示。

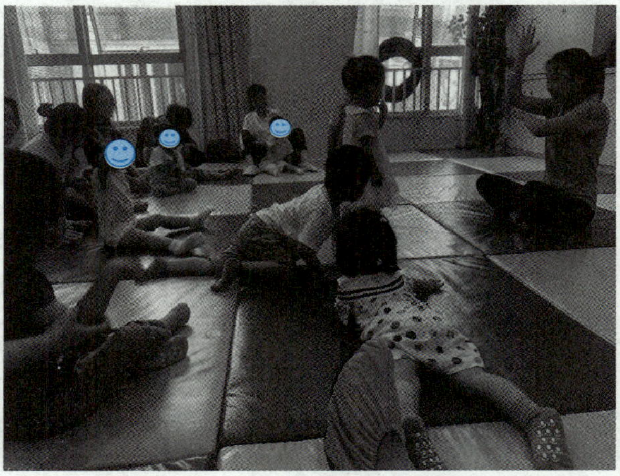

图 7－1　婴幼儿亲子活动

第二节　亲职教育的内容与实施

通过前面的学习内容我们知道，亲职教育就是对父母实施的教育，通过加强或改变父母的教育观念，让父母获得抚养、教育子女的知识和技能，使得婴幼儿能够获得更好的养育及成长环境。那么亲职教育的内容是什么？亲职教育又该如何实施呢？

一、亲职教育的内容

亲职教育是一种指引父母如何扮演角色、调整亲子关系及认真教育子女的非正规或社会教育活动。亲职教育内容有以下几个方面。

（一）对父母的角色和职责有基本认识

许多人认为人们只要结婚生子就能为人父母，但在现实生活当中如果没有时间教育子女或者教育子女的过程中不得要领，那么他们就不能把子女教育好，所以做父母容易，做好父母却不简单。要想做好父母应具有以下基本认识：

（1）父母角色的认识。要想使子女身心获得健全发展，父母在家庭里要各自扮演好自己的角色，谨言慎行、合作无间，表现出完整人格及民主风度。

（2）父母职责的认识。父母是家庭生活的支柱，夫妻双方要齐心协力，共同维护家庭生活的稳定，对子女负有生育、养育和教育的责任，缺一不可。

（二）掌握抚养教育子女的知识和技能

（1）在生理方面：为婴幼儿提供良好的生长环境，了解生理发展的各关键期，使其身体适度发展。

（2）在心理方面：给予婴幼儿足够的爱和安全感，教导他们独立、自理，冷静面对挫折。

（3）在情绪方面：父母自身情绪要保持稳定，同时要分析婴幼儿异常的情绪反应，及时加以疏通。

（4）在社会化方面：学会与人相处，为婴幼儿提供环境刺激与自由活动的机会，以此来促进其认知发展，养成正确的态度和价值观。

（三）和谐的夫妻关系

父母是子女的最佳模仿对象，夫妻关系的和谐，就为子女教育奠定了良好的基础，能让婴幼儿在充满快乐氛围的家庭中成长，使其心胸开阔，行事也积极进取，有安全感。

（四）增进亲子间关系

和谐的亲子关系是教养子女成功的基石，需要亲代与子代的沟通交流。亲职教育可以增进亲子间的沟通，促进父母与子女的和平相处。

二、亲职教育的实施

（一）正视家庭早期教育误区

1. 家长教育观念上的误区

在现实生活中，部分家庭认为对子女的教育是自家的私事，这种观念使一些家长对正当、合理、科学的学校教育和社会教育不予积极配合。当家庭教育价值观与之发生冲突和矛盾时，会使婴幼儿无所适从，在社会化的过程中，难以形成健康向上的人格、心理和价值观。家长教育观念上的误区主要有：

（1）婴幼儿太小不需教育。婴幼儿期是身心发展的高速阶段，家长由于没有早期教育意识，不懂得去挖掘婴幼儿的大脑潜能，把握生长发育的敏感期，错过婴幼儿智力开发的黄金期，让大脑资源白白浪费，他们总认为婴幼儿太小，教育是以后的事情。

（2）教育婴幼儿可以“无师自通”。一些家长仅仅凭着从父辈那儿传承下来的教育观念来教育孩子，在遇到困惑和烦恼时，既不虚心向人咨询，也不通过书本或媒体去寻找答案，更不主动寻找学习方式去接受“培训”，结果使问题长期得不到解决或纠正，以致婴幼儿的身心没能健康成长，甚至造成不可挽回的损失。

（3）家长包办婴幼儿所有的事。一些家长不能把婴幼儿当成一个能动的有独立意识的个体来看待，认为婴幼儿太小不懂事，容易对婴幼儿限制、保护太多，忽视对婴幼儿主动探求新事物能力的培养。不重视培养婴幼儿的劳动能力，容易造成婴幼儿的独立生活能力差。

2. 家长教育方式上的误区

在现实生活中，不科学的父母教育方式很多，典型的有三种。一是专制型，主要表现为一些家长信守“不打不成材”“棍棒底下出孝子”的信条，对子女采取严厉管制和强迫教育。二是放任型，主要表现为一些家长本着“树大自然直”的原则，对子女教育放任自流，不闻不问。三是娇宠型，主要表现为家长不重视婴幼儿的自理能力、劳动习惯的培养，对婴幼儿的要求过度满足。过分娇宠婴幼儿，会使得家庭的教育功能弱化。

3. 家长教育内容上的误区

科学的家庭教育应涵盖婴幼儿身心、智育、德育等多方面，是对婴幼儿全方位、立体性的培养和开发。家庭教育内容上的误区在实践中表现为一些家长对婴幼儿的教育重身体素质的培养，轻心理素质的培育；重智力开发，轻非智力因素培养；重知识传播，轻能力培养。

（1）超早期开发。一些家长缺乏科学早教的理念知识和方法，违背婴幼儿生长发育规律，拔苗助长，进行所谓的“超早期开发”，试图把婴幼儿培养成“神童”，实际上是牺牲了婴幼儿幸福快乐的童年，进行了“早期掠夺”，乃至摧残了自己的孩子。

（2）教育是教师的事。早教机构是婴幼儿适应集体生活的主要途径，但不是培养婴幼儿的唯一场地，家庭才是婴幼儿早期教育的大本营，它是施行早期智能开发，培养兴趣点，引发求知欲，培养良好行为、道德习惯、健康人格的最早、最佳场所，具有开启鸿蒙的功能。早期教育的内容非常广泛，小到一个话题的交谈，大到意志力的培养，囊括了智商和情商两大方面，这些都是家长必须了解和贯彻的事。不管家长有无意识到，他们的一言一行都成了婴幼儿模仿的对象，对婴幼儿起着潜移默化的作用。

（二）家长教育的主要内容

1. 树立良好的哺乳观

目前我国母乳喂养的比率较低，尚未达到世界卫生组织的要求。母乳是婴幼儿成长最自然、最安全、最完整的天然食物，更有助于婴幼儿健康发展。母乳营养丰富，有利于婴幼儿抵挡病菌侵害；母乳喂养有助于消化，促进婴幼儿身心发展，有助于亲情培养，有利于母亲的健康并且喂养方便，花费低廉。母乳喂养能提高婴幼儿的免疫力，建立良好的亲子关系，满足婴幼儿的情感需求，因此早教机构应当指导年轻母亲加强乳房保健，科学增加母乳的营养。母亲在产后应尽早给婴儿哺乳，掌握准确的哺乳方法，懂得排空乳房促进乳汁分泌；当母乳不足时，及时添加辅助食品，学会科学合理地给婴幼儿补充营养和调配膳食，购买奶粉时应注重有质量保证的正规厂家生产的适合不同月龄婴幼儿饮用的奶粉；哺乳时间不低于四个月，并适时断奶。

2. 开展三浴锻炼

目前我国与一些发达国家比，婴幼儿三浴锻炼仍比较缺乏。三浴是指空气、日光、水。利用自然因素锻炼身体，是增进儿童健康的积极措施。我国的婴幼儿一般只参加水浴，且大都仅限于夏季，缺少足够的户外阳光浴和空气浴。开展三浴锻炼，能使机体反应更迅速、灵活、准确，从而增强机体对经常变化的外界环境的适应能力，使婴幼儿身体更健康、强壮，还能促进婴幼儿智力发展和良好情感的形成。要摒弃传统的“温室中捂”的育儿观念和陋习，保持居室空气新鲜，每天保证1～2小时的户外活动，让婴幼儿利用空气和日光锻炼身体。三浴锻炼要注重从婴幼儿的实际出发，尽量要早，但同时要循序渐进，选择安全、合适的场地进行，掌握适宜的时间和温度，及时观察和了解婴幼儿的情况，以防意外事故发生。

3. 培养婴幼儿良好的生活习惯

“积千累万，不如养成良好的习惯”，培养婴幼儿养成良好的习惯，利于其一生发展，能为婴幼儿日后的社会化进程夯实基础。现在部分家长对此并没有足够的重视，常抱着婴幼儿入睡、哄拍婴幼儿入睡；睡前提供过精、过细的食物，追逐着喂食；对婴幼儿漱口刷牙、饭前便后洗手没有要求；为图干净省事，强行让婴幼儿排便。

0～3岁婴幼儿的生活习惯培养主要包括良好的睡眠、饮食、排便及卫生习惯。良好的睡眠习惯，有利于婴幼儿的大脑和身体发育；良好的饮食习惯，能保证婴幼儿摄取足够的营养和正常的生长发育；良好的排便习惯，对婴幼儿正常的饮食、睡眠等都很有好处；良好的卫生习惯，能增进婴幼儿的基本生活自理能力。因此，家长必须积极为婴幼儿树立良好的榜样，用自己的言传身教影响婴幼儿。创设有利于良好生活习惯形成的环境，如创设安静温馨的睡眠、进食环境；利用日常生活各环节进行随机教育，采用鼓励表扬的正强化教育措施，塑造良好的生活习惯。

4. 支持婴幼儿的爬行活动

爬行对宝宝有莫大的好处，可以锻炼身体的协调能力，刺激前庭功能，促进感觉器官的发育，让宝宝的身体更加灵活。爬行的时候由于身体位置比较低，因此如果想要得到更宽阔的视野，宝宝就必须将头抬起来（如图7－2所示），锻炼孩子颈部肌肉和骨骼，使肌肉和颈椎更加强有力地支撑着头部，从而保证血管和神经管道的通畅，使孩子的头部获得

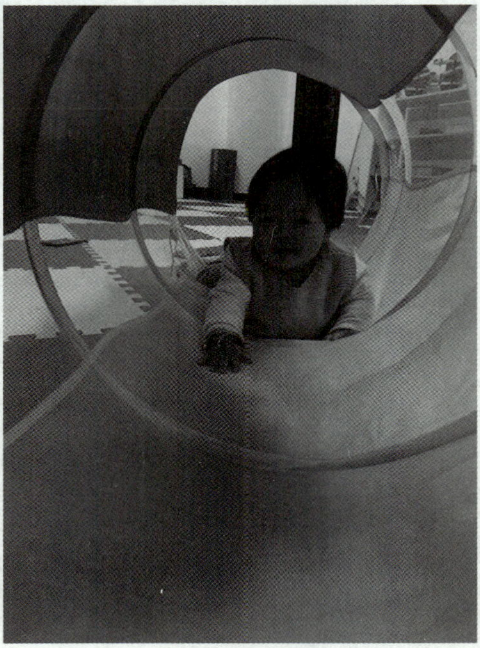

图7－2　爬行中的婴幼儿

足够的信息、营养以及血液循环。同时眼球会随着物体上下左右转动，这样眼睛就得到了很好的锻炼，当孩子长到3岁的时候就会出现很好的眼聚焦能力，孩子读书时就不容易出现跳字、跳行等。

而在现代城市家庭中，家长们常常担心，婴幼儿在地上爬不卫生、不安全，为图省心省力常把婴幼儿放在学步车里或抱在怀里，这是不可取的。家长可运用各种方式逗引、支持婴幼儿爬行。为婴幼儿创设一个安全、卫生的爬行环境；从婴幼儿的实际出发，确定适宜的爬行时间和距离；给婴幼儿穿着适宜爬行的服装；爬行后及时帮助婴幼儿洗手、整理服饰、喝水、补充食物和给孩子精神鼓励。

5. 促进婴幼儿动作灵活和协调发展

家长通常容易“重智轻体”，忽视婴幼儿的动作发展，出现过度保护。但是，如果减少婴幼儿的走、跑和跳等活动机会，以后就可能出现由于运动和身体刺激不够导致的各种问题。如动作不协调，学运动技能慢，甚至出现感觉统合失调、注意力缺失等发展障碍，家长首先应了解婴幼儿的动作发展特点。

婴儿动作是在大脑、神经和肌肉的控制下进行的。婴儿动作发育和他们的中枢神经、身体发育有着密切的关系，我们知道，婴儿的中枢神经发育是有规律性的，因此，婴儿动作发展是有规律的，如表7-3所示。

表7-3　婴儿动作发展规律

1个月	全身无规则的反应，仰卧时尝试着抬起头来
2个月	垂直位时头能竖直，但不平稳，能拿住放在手里的东西
3个月	俯卧时以肘支起前半身，手触到玩具时偶尔能抓住
4个月	扶着两手或髋骨时能坐，能从仰卧转到侧卧，手能有意识抓握、摇动玩具
5个月	坐在父母身上能抓住玩具，能翻身，能拿着东西往嘴里放
6个月	被扶着两个前臂时可以站直，会双手同时握物，能抓住悬挂的玩具
7个月	能独坐，手能对换玩具，抓住成人的手能站立
8个月	经训练能支撑爬行，能自己从坐位到卧位。能对敲玩具，会用拇、食指捏细小的东西
9个月	能扶住栏杆站起，能独自爬，扶着试走
10个月	能扶栏杆走，独立片刻，扶双手能向前迈步

家长应为婴幼儿提供安全的活动场地；创设有趣的情境，提高婴幼儿对活动的爱

好；开展亲子体育活动，发展婴幼儿的动作技能，让婴幼儿有充分的动作训练。

6. 多与婴幼儿进行语言交流

0～3岁正是婴幼儿牙牙学语的关键时期，是培养口语交际能力的重要阶段。我国著名语言学家佟乐泉先生说："判断一个孩子他的智力发展是否正常，用什么作指标？我们就用两个指标：一个指标是动作；第二个指标就是语言。"

家长首先应了解婴幼儿的语言发展特点，如表7－4所示。

表7－4　婴幼儿的语言发展特点

3～4个月	在听到声音时，能够发出ɑ e o等元音，会欢笑、舞动双臂希望与人交流
5～6个月	牙牙学语，mɑmɑ、bɑbɑ等发音游戏或重复一连串同样的声音，从中获得快感，调整发音的协调
7个月	能够听懂自己的名字
8～9个月	模仿成人发音，同时出现被动式的语言，即手势语
1～1.5岁	说出有意义的单字句：抱、吃
1.5～2岁	由单字句到双字句
2～3岁	词汇量达到一千字左右，句子结构由简单句向复杂句发展

现代社会生活中，一些家长不重视和婴幼儿进行语言交流，也不知如何准确地和婴幼儿交流，与婴幼儿语言交流时间少。家长须清楚婴幼儿具有与人进行语言交流的需要，良好心理、物质环境的创设是促进婴幼儿语言发展的重要条件，他们的语言能力必须在与成人的相互作用中发展。为此家长要为婴幼儿提供正确的口语示范，积极回应婴幼儿的言语需求，为婴幼儿的语言学习和模拟提供充裕的环境条件，利用生活中的一切机会，让婴幼儿多听多说，运用多种方法如游戏法，积极逗引、鼓励婴幼儿开口说话。

7. 鼓励婴幼儿社会人际交往

幼儿的人际交往既是自身需要，也是社会需要。《幼儿园教育指导纲要》中指出，幼儿应乐意与人交往，学习互助、合作和分享，有同情心；爱父母长辈、教师和同伴，爱集体、爱家乡、爱祖国。现代社会，尤其是城市里的婴幼儿，缺少与外界的交往，0～3岁的婴幼儿大多在家中玩，家长为婴幼儿创设的交往条件也不多。但婴幼儿也有与外界交往的需求，正常的社会交往是个体不可缺少的社会化重要内容，婴幼儿良好的心理素质也是在交往中逐渐形成、发展起来的。所以，家庭成员应利用各种机会，多与婴幼儿交往。可以教婴幼儿一些基本的交往技能，鼓励婴幼儿邀请同伴到家做客；带婴幼儿走出家门，与各种对象进行交往；帮助婴幼儿学习处理交往过程中发生的纠纷；最重要的是要尊重婴幼儿的交往个性，逐步引导，而不是给予太多的强制性干预。

8. 学习常见疾病的家庭护理

年轻的父母往往缺乏必要的医学卫生常识，不能积极、主动地防备婴幼儿常见病；在婴幼儿发病初期不予重视，延误治疗或者婴幼儿稍有不适就病急乱投医；认为病情好转就万事大吉，忽视病后调理。这给婴幼儿的生理健康发展构成了较大的威胁。婴幼儿常见病主要有：高热、小儿肺炎、营养性和缺铁性贫血、腹泻、佝偻病等。对待婴幼儿的常见病，家长必须端正的心态：一要重视，以免小病不治成大病；二要重在预防，以预防为主，治病为辅；三要加强病后护理，加速健康的恢复，尽量减少疾病的危害。

家长要按时为婴幼儿接种疫苗。早教机构也要积极主动向家长普及婴幼儿常见病的知识，让家长了解发病征兆，知道科学应对与及时诊治；向家长普及病后护理常识，教家长学会保持居室空气新鲜，让婴幼儿多晒太阳。组织家长学会科学合理地给婴幼儿补充营养和调配膳食；教家长学会安抚、调节婴幼儿的情绪；带领婴幼儿加强锻炼，增强体质等；更要加强对祖辈家长教养婴幼儿的指导。

资料链接

婴幼儿疾病多以上呼吸道感染、支气管炎、肺炎、腹泻常见，占就诊率的60%以上，且多在气候多变时发病，特别是抵抗力差的婴幼儿，有的一年发病好几次。在临床治疗护理此类患儿时，通过与其家长或看护人沟通及社区访视中了解到，大人缺乏婴幼儿方面的保健知识和这类疾病的预防知识，没有给婴幼儿形成一个良好的生活习惯，是他们体质弱而常发此类疾病的主要原因。

资料来源：刘云秀. 社区健康教育对婴幼儿日常疾病预防的影响［J］. 中国医药导报，2009，6（20）：130-131.

（三）开展亲子活动

从广义上讲，家长和婴幼儿之间相互配合交流的活动都可以看做是亲子活动，而科学的亲子活动应该具备能够启发婴幼儿的智慧，家长能和婴幼儿平等地参与到活动当中，活动的整个过程要能够给婴幼儿和家长双方都带来乐趣等特点，是融认知、性格、行为、品行于一体的一种教育活动，也是亲人之间互动交往的重要方式。亲子活动就是通过各种丰富多彩的游戏活动，对婴幼儿进行有针对性的教育，借助游戏活动这一载体，形成对儿童认知、心智、行为、品格等多方面的教育影响，最终形成和谐的亲子关系。可以说游戏是亲子教育的媒介，关系才是最终的目的。那么如何开展亲子活动呢？可以从以下几个方面着手。

1. 游戏活动前准备

教师要根据实际情况制订活动计划，设计活动方案，进行周密的游戏筹备工作。首先要根据幼儿的年龄特点和发展水平，确定符合婴幼儿发展需要的游戏目标；其次在针对幼儿的成长需要来设计的同时，也要兼顾家长的需求。

教师可鼓励家长自行设计亲子游戏活动方案，让家长和孩子共同设计游戏内容、形式、规则和要求，准备游戏材料，布置活动场地。可利用节假日、周末来进行亲子游戏，避免家长在时间和精力上有过重的负担。

2. 进行游戏活动

在游戏开始前，可利用事先准备好活动道具来激发幼儿和家长参与游戏的兴趣。教师在告诉幼儿游戏名称的同时，要用简单的语言向家长说明游戏的主要内容、操作方法和注意事项。要让每个家长明白亲子游戏的目的、要求及使孩子获得主动发展的方法和手段，对家长提出的要求具体可操作，并能举一反三，创造更好的经验和方法，只有这样，家长才能通过亲子游戏提高教育水平。

教师在活动中要引导家长关注孩子的成长变化，适当安排家长之间的交流，让他们对自己充满信心，对孩子的发展有更分的认识和理解。还要引导家长转变观念，客观地看待孩子的发展，注重从自身做起，为孩子树立学习的榜样。

3. 游戏活动结束

在游戏活动结束后教师要根据活动进行的情况做一个全面的归纳，同时引导家长和幼儿一起对活动进行总结。亲子游戏方式可采用多种方式评价（父母评孩子、孩子评父母、教师评家长等，尽量从知识、能力、情感、态度及创新角度进行评价），以此来互相发现对方的进步。观察到家长指导幼儿好的例子介绍给大家，然后分析其中一些科学的观念及方法，以供借鉴和启发。

亲子游戏是亲子教育活动非常重要的环节，因为孩子的天性就是玩，天生就喜欢游戏，让孩子在快乐中学习成长是很重要的。它不但可以促进幼儿身体健康和幼儿智力的发展，而且还可以激发幼儿良好的情绪。

资料链接

亲子阅读活动方案

一、活动目的

为了让家长充分认识早期阅读的重要性，营造书香家庭氛围，各班利用家长会向家长宣传亲子阅读的好处，让书香计划走进每个家庭。建议在家庭中每天选择一个固定的时间，选择孩子喜爱的绘本，孩子共同阅读，做到持之以恒。

二、活动时间

×××× 年 × 月—×××× 年 × 月，本次活动将历时 3 个月，准备分三个阶段开展。× 月为导读阶段，由老师根据亲子阅读的推荐书目，通过家访、平安校园等多途径动员家长与孩子共同选书籍进行阅读；× 月为亲子共读阶段，要求家长与孩子每周共读半小时，用多种形式记录亲子阅读内容；× 月为分享共读成果阶段，评选故事大王、书香家庭、我喜欢的故事妈妈。

三、活动准备

1. 各班利用家长会，向家长宣传早期阅读的重要性，并发出“爱的心灵工程——亲子共读活动”倡议书，向家长推荐一些有意义的图书书目，供家长参考。

2. 教师指导家长如何引导孩子进行阅读，阅读中注意的问题和方法。

3. 制订适合本班的亲子阅读计划。

4. 设计亲子共读记录本“温馨书屋”。

四、活动过程

1. 11 月初下发“爱的心灵工程——亲子共读活动”倡议书。

2. 邀请家长举行“亲子共读”活动启动仪式，同时下发“温馨书屋”，指导家长共读的方法，明确共读要求及任务。

3. 各班建立孩子自备图书目录，图书借阅记录，以电话、短信、面谈交流的形式来督促、指导家庭亲子共读活动的开展。鼓励家长为孩子创造良好的阅读环境和家庭氛围，通过各种渠道获得孩子阅读方面的信息，提高自身的辅导能力。老师经常主动和家长联系，帮助家长及时解决一些在阅读活动、记录过程中出现的问题。

4. 请部分阅读活动开展得较好的家长，利用家长会的形式，向其他家长介绍自己的经验。

5. 每周请一名家长开展故事妈妈进课堂活动。

6. 每天晨诵活动时间开展“我是小小故事家”，由一名学生讲一个故事。

7. 每周轮流让孩子带回一本图书，资源共享。

8. 收集家庭实施亲子共读资料。（过程性资料：家庭阅读环境与亲子共读实例照片、亲子共读成长记录本等）

五、活动成果展示

亲子共读展示会、新表演故事小小故事王、书香家庭评选等。

六、活动反馈

请家长认真如实填写“亲子共读反馈表”，以便及时了解掌握家长的需求和意见。

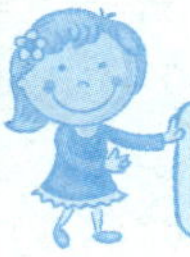

本章小结

本章主要介绍了亲职教育的概念、意义、内容与实施。在介绍亲职教育前先介绍了亲子教育、家庭教育的相关概念，分析并比较了亲职教育、家庭教育的区别与联系，阐述了亲职教育的对象是法定的未成年人的监护人，亲职教育是一种成人教育，亲职教育重视培训、强调沟通，亲职教育突出家长参与，实现亲职活动的特点。亲职教育的内容与实施从亲职教育的内容与亲职教育的实施两方面进行了详细阐述，其中亲职教育的内容从对父母的职责有基本认识、掌握抚养教育子女的知识和技能、和谐的夫妻关系、增进亲子间关系四个方面进行阐述；亲职教育的实施从正视家庭早期教育误区、家长教育的主要内容、开展亲子活动三个方面进行阐述。

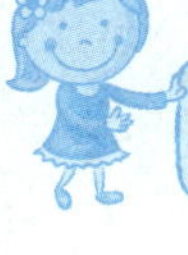

同步练习

一、选择题

单选题

1. 家庭教育以（　　）为主要对象。

A. 父母　　　B. 爷爷奶奶　　　C. 成年子女　　　D. 未成年子女

多选题

1. 亲子关系具有哪些特点？（　　）

A. 不可替代性　　B. 持久性　　C. 不可选择性　　D. 亲密性

2. 家长教育方式有（　　）。

A. 娇宠型　　B. 专制型　　C. 放任型　　D. 成长型

3. 亲职教育与家庭教育有哪些共同之处？（　　）

A. 教育体制　　B. 教育内容　　C. 教育目标　　D. 教育功能

4. 亲职教育主要采用（　　）等对家长进行培训。

A. 专家讲座　　B. 专家咨询　　C. 集中授课　　D. 单独授课

二、判断题

1. 亲子教育是一种早期教育。（　　）

2. 亲职教育即是父母亲的职责。（　　）

3. 亲职教育是从家庭教育演变而来的新概念，在我国是一个新兴的教育领域。（　　）

4. 亲职教育和家庭教育都是以未成年子女为主要对象。（　　）

5. 父母是子女的最佳模仿对象，夫妻关系的和谐，为子女教育奠定了良好的基础。（　　）

三、简答题

1. 亲职教育的内容。

2. 亲职教育的特点。

3. 请总结一下亲职教育与家庭教育的关系。

四、思考题

家庭早期教育存在哪些误区？

参考文献

［1］闫培素，李道佳．怎样养育婴幼儿［M］．北京：科学技术文献出版社，1989.

［2］陈帼眉．学前儿童发展心理学［M］．北京：北京师范大学出版社，2000.

［3］孟昭兰．婴儿心理学［M］．北京：北京大学出版社，2005.

［4］刘金花．儿童发展心理学［M］．上海：华东师范大学出版社，2006.

［5］苏州市人口和计划生育委员会．0～3岁科学育儿指导手册［M］．北京：中国人口出版社，2010.

［6］上海市教育委员会．上海市0～3岁婴幼儿教养方案（试行），2020.

［7］古桂雄，戴耀华．儿童保健学［M］．北京：清华大学出版社，2011.

［8］冯德全．0～3岁婴幼儿家长指导手册．北京：中国妇女出版社，2007.

［9］丛书专家编委会．0～3岁婴幼儿养育全方案．北京：中国妇女出版社，2008.

［10］林淑文．0～3岁宝宝育教完全手册．北京：中国轻工业出版社，2009.

［11］陈帼眉．学前儿童发展与教育评价手册［M］．北京：北京师范大学出版社，1994.

［12］鲍秀兰．婴幼儿养育和早期教育实用手册［M］．北京：中国妇女出版社，2020.

［13］阎水金．幼儿园管理大全［M］．成都：成都科技大学出版社，1994.

［14］张永红，赖莎莉．0～3岁婴幼儿保育与教育［M］．武汉：武汉大学出版社，2015.

［15］陈雅芳，曹桂莲．0～3岁儿童亲子活动设计与指导［M］．上海：复旦大学出版社，2014.

［16］国家卫生健康委．托育机构保育指导大纲（试行），2021.

［17］卫生部妇幼保健与社区卫生司．中国7岁以下儿童生长发育参照标准.

［18］蒋一方．0～3岁婴幼儿营养与喂养［M］．上海：复旦大学出版社，2016.

[19] 朱家雄．学前儿童卫生学（修订版）[M]．上海：华东师范大学出版社，2006.

[20] 孔宝刚，盘海鹰．0～3婴幼儿保育与教育 [M]．上海：复旦大学出版社，2012.

[21] 杨海河，游川．0～3岁婴幼儿营养与喂养 [M]．北京：北京师范大学出版社，2020.

[22] 麦少美，高秀欣．学前卫生学 [M]．2版．上海：复旦大学出版社，2009.

[23] 许晓辉．0～3岁婴幼儿的保育与教育 [M]．北京：中央广播电视大学出版社，2012.

[24] 人力资源和社会保障部中国就业培训技术指导中心．育婴员（基础知识、五级、四级、三级）[M]．北京：海洋出版社，2013.

[25] 但菲．0～3岁婴幼儿的保育与教育 [M]．北京：高等教育出版社，2012.

[26] 孔宝钢，盘海鹰．0～3岁婴幼儿的保育与教育 [M]．上海：复旦大学出版社，2020.

[27] 但菲，刘彦华．婴幼儿心理发展与教育 [M]．南京：江苏人民出版社，2008.

[28] 王连生．亲职教育理论与应用 [M]．台湾：五南图书出版公司，1998.

[29] 中华人民共和国教育部．幼儿园教育指导纲要（试行）[M]．北京：北京师范大学出版社，2001.